DIRECTO AL
CORAZÓN

DIRECTO AL CORAZÓN

Consejos esenciales de prestigiosos cirujanos y cardiólogos para tener un corazón saludable

Edición revisada

HILTON M. HUDSON, II, M.D., F.A.C.S.
KAROL E. WATSON, M.D., PH.D., F.A.C.C.
RICHARD ALLEN WILLIAMS, M.D.
HERBERT STERN, PH.D.

Hilton Publishing Company
Chicago, Illinois

Dirigir toda correspondencia a:
Hilton Publishing Company
1630 45th Street, Suite 103
Munster, IN 46321
219-922-4868
www.hiltonpub.com

Advertencia: La información contenida en este libro es cierta y completa en el leal saber y entender de los autores y el editor. Este libro está destinado únicamente para servir de medio de información y referencia y no debe reemplazar, contradecir ni entrar en conflicto con las recomendaciones dadas a los lectores por sus médicos. Tanto los autores como el editor salvan toda responsabilidad en relación con el uso personal y específico de toda y cualquier información aquí suministrada. Las referencias a personas reales, establecimientos, organizaciones o locales se hacen con la intención de dar una impresión de autenticidad y se utilizan de manera ficticia. Se reservan todos los derechos.Ninguna parte de este libro podrá ser reproducida o transmitida en cualquier forma o por cualquier medio,electrónico o mecánico, incluyendo fotocopia,grabación o cualquier sistema de almacenamiento o recuperación de información,incluyendo sistemas digitales,sin la autorización escrita del editor, excepto por un crítico que quiera citar pasajes cortos del libro en un comentario.

Se agradece el permiso otrorgado para la inclusión del siguiente material:

PLUME: Recetas de *Down-home Wholesome* por Danella Carter. Copyright 1995 by Danella Carter. Incluído con el permiso de Plume, una division de Penguin Putnam, Inc.

WILBERT JONES: Recetas de *The New Soul Food Cookbook* por Wilbert Jones. Copyright 1996 by Wilbert Jones. Incluído con el permiso del autor.

Library of Congress Cataloging-in-Publication Data

[Heart of the matter. Spanish]
Directo al corazon : consejos esenciales de prestigiosos cirujanos y cardiologos
para tener un corazon saludable / Hilton M. Hudson . . . [et al].
-- Rev. ed.
    p. cm.
    ISBN 978-0-9815381-6-7

    1. Heart--Diseases--Popular works. I. Hudson, Hilton M.
RC685.C6H78518 2008
616.1'2--dc22   2008033876

Impreso y empastado en los Estados Unidos de América.

Contenido

Agradecimientos

AGRADECIMIENTOS DEL DOCTOR HILTON HUDSON

Mi más sincera gratitud para mis mentores y amigos, quienes han hecho posible mi carrera: Al Dr. George Rawls, Dr. P. David Myerowitz, Dr. Frank Holloway, John Hixon de Indianápolis, y a mi familia, mis seres queridos y Abraham. También me gustaría agradecer a Kimberly Kazmerski por sus excelentes contribuciones a los capítulos sobre nutrición.

AGRADECIMIENTOS DE LA DOCTORA KAROL WATSON

La fortaleza y el apoyo de mi esposo, el Dr. Christopher Branche, han hecho posibles todos mis logros. Mis hermosos hijos, Afton, Logan, Kaycee y Corrie me mantienen concentrada en la meta de prevenir muertes innecesarias por enfermedad cardiaca.

Mis mayores respetos y agradecimientos para mis padres y todos mis mentores, especialmente los doctores Judah Folkman, Alan Fogelman y Gregg Fonarow. Finalmente, agradezco a mis pacientes, que me han enseñado tanto como yo espero haberles enseñado a ellos, y quienes han contribuido a este libro con su extraordinario valor y fortaleza.

AGRADECIMIENTOS DEL DOCTOR RICHARD ALLEN WILLIAMS

Deseo expresar una deuda de gratitud con todos mis profesores de Harvard y con otros mentores que han tenido una influencia muy positiva en el desarrollo de mi carrera universitaria y médica. Los siguientes son algunos de ellos:

Richard Gorlin, M.D.

Bernard Lown, M.D.

George Widmer Thorn, M.D.

A. Judson Wells, M.D.

W. Montague Cobb, M.D.

John Beauregard Johnson, M.D.

Morton Lee Pearce, M.D.

También quiero expresar mi gratitud a todos mis profesores de la escuela secundaria Howard en Wilmington, Delaware, quienes me animaron a luchar por la excelencia y a tratar de ser uno de los mejores en mi campo, a pesar de los obstáculos de segregación, pobreza y discriminación que tuve que enfrentar mientras crecí.

Así mismo, nos gustaría agradecer a Jai Raman, M.D., MMed, FRACS, PH.D., profesor asociado de Cirugía, Director de Cirugía cardiaca para adultos y Director de investigación en Cirugía cardiotorácica del hospital de la Universidad de Chicago, por sus contribuciones a esta edición revisada.

Prefacio

EL MENSAJE CENTRAL DE ESTE LIBRO es que el miedo mata y el valor salva. Para muchas personas, prevenir un ataque al corazón o un accidente cerebrovascular equivale a una especie de ritual mágico: "Si no pienso en él ni dejo que entre a mi mente, estaré a salvo de sufrir enfermedades" o "Si me quedo sentado muy quieto y casi sin respirar, no sufriré una grave lesión física ni correré peligro de morir".

Sin embargo, esta forma de pensar no funciona o, para ser más precisos, funciona en perjuicio nuestro. La negación nos impide consultar con médicos que pueden detectar las señales de alerta temprana como el colesterol alto o la presión arterial elevada. Estos signos de advertencia se pueden detectar en una etapa en la que es posible tratar estas condiciones con medicamentos y cambios en nuestro estilo de vida que nos permitan vivir vidas más largas y felices.

Tener un "corazón valiente" significa transformar el miedo en acciones positivas. La primera parte de dichas acciones es entender el tema: Cómo suceden los ataques al corazón y los infartos, quiénes están más propensos a padecerlos, cómo la dieta y el ejercicio mantienen fuerte al corazón, cómo manejar el estrés para que no suponga una amenaza al corazón, cómo funcionan las cirugías del corazón y qué pueden hacer los médicos, con nuestra ayuda activa, para garantizar que nos recuperemos de un ataque al corazón si sufrimos uno. Escribimos este libro con la convicción de que las personas informadas encontrarán el valor para tomar su salud en sus manos.

En *Directo al corazón* encontrará personas como usted, que enfrentan condiciones y situaciones de salud semejantes a las suyas o a las de sus seres queridos. El síndrome coronario agudo es la principal causa de muerte de los estadounidenses. Pero nadie tiene por qué ser una víctima. La lectura de este libro le dará la oportunidad de aprender de las experiencias de otras personas, y de entender cómo funciona su corazón. Adicionalmente, le ofrece la oportunidad de trabajar con su médico para mejorar el estado de su corazón en caso de que no esté funcionando adecuadamente.

Nuestro mayor deseo es que usted termine de leer este libro y se comprometa a mantener la salud de su corazón. A fin de cuentas, la clave es la *prevención*. Gracias a nuestras experiencias, sabemos que las personas informadas les transmiten sus conocimientos a sus seres queridos y amigos. De ese modo, usted no sólo aprende a hacer cambios necesarios a nivel personal, sino que también puede convertirse en parte activa en la batalla contra la enfermedad cardiaca; una batalla en la que médicos y pacientes están del mismo lado.

Introducción

ME SIENTO MUY HONRADO de que me hayan pedido escribir una introducción a *Directo al corazón* escrito por las doctoras Hilton Hudson y Karol Watson, y los doctores Richard Allen Williams y Herbert Stern. Kofi Annan dijo una vez: "El conocimiento es poder; la información es liberadora. La educación es la premisa del progreso en cada sociedad y familia". Leer este libro tendrá el mismo efecto, pues le ofrecerá al lector un conocimiento y una información muy directa sobre la prevención y el tratamiento de enfermedades cardiovasculares.

Antes de analizar la importancia de este libro en la educación de nuestras comunidades, permítanme resumir cuáles son los tipos de enfermedades cardiovasculares que se describen en este libro.

La enfermedad coronaria, también conocida como enfermedad de arterias coronarias es la más común de las enfermedades cardiacas; se presenta cuando las arterias que suministran sangre a los músculos del corazón se endurecen y se estrechan debido a la acumulación de placa en las paredes interiores de las arterias. La enfermedad coronaria puede desencadenar ataque al corazón y otras condiciones. Entre los factores de riesgo modificables para desarrollar la enfermedad coronaria se encuentran la presión arterial elevada o hipertensión, los altos niveles de colesterol, la diabetes, el tabaquismo, la obesidad y la inactividad física. Entre los factores de riesgo que no son modificables se encuentran la edad, el sexo, y el historial familiar de enfermedad cardiaca. Aunque la enfermedad de arterias coronarias y sus factores de riesgo afecta a todos los norteamericanos, existen serias disparidades para las minorías raciales y étnicas. Comparados con los blancos que no son de origen hispano, los afroamericanos tienen una probabilidad 1,5 veces mayor de tener presión arterial elevada, y los mexicano-americanos tienen una probabilidad 1,7 más alta de tener diabetes. Los indios norteamericanos y los nativos de Alaska tienen una probabilidad 1,3 mayor que los blancos de tener presión alta.

La prevención de la morbosidad y mortalidad en las minorías es un aspecto importante, ya que varios grupos minoritarios tienen una prevalencia de hipertensión y de morbosidad cardiovascular mayor que la de los blancos. Los afroamericanos sufren lesiones en los órganos más temprano y con mayor severidad que los blancos como resultado de la hipertensión, contribuyendo a una incidencia dos veces mayor de accidente cerebrovascular y un 50 por ciento más de mortalidad debido a enfermedad cardiaca. Los hispanos tienen una prevalencia similar de hipertensión, pero también un control más deficiente en la presión sanguínea, y tampoco presentan la disminución en los niveles de hipertensión (›160/100 mmHg) que se ha registrado en los blancos durante la última década.

La pregunta acerca de las causas subyacentes de la enfermedad coronaria no es nueva, pues estos aspectos se han estudiado durante más de cien años. En consecuencia, la búsqueda de terapias que puedan prevenir y revertir la enfermedad existente es algo que se he investigado durante este mismo período de tiempo. Los primeros estudios se concentraron en el colesterol, en las grasas saturadas, y en su relación con la enfermedad coronaria, mientras que los estudios más recientes han pasado a investigar la diabetes, hipertensión, el cáncer y el síndrome metabólico. El informe reciente de la Organización Mundial de la Salud (OMS) ha hecho énfasis en esto. Durante varios años se ha sabido que la dieta juega un papel fundamental como un factor de riesgo para enfermedades crónicas. Las dietas tradicionales y ampliamente basadas en productos de origen vegetal han sido reemplazadas por dietas altas en grasas y en energías, con un gran contenido de alimentos de origen animal. Sin embargo, aunque la dieta es crítica para la prevención, es tan sólo un factor de riesgo. La falta de actividad física, actualmente reconocida como un factor determinante y cada vez más importante en la salud, es el resultado de un cambio progresivo en el estilo de vida hacia un patrón más sedentario, tanto en los países en vías de desarrollo como en los industrializados. Existe una evidencia abrumadora de que la dieta, el tabaquismo, el alcohol, y la falta de actividad física son determinantes importantes de la enfermedad coronaria así como de otros desórdenes crónicos, y que modificar estas influencias ambientales puede tener un impacto significativo en la incidencia de enfermedades crónicas.

Las evidencias que han surgido desde hace veinte años, provenientes de varias fuentes —incluyendo la epidemiología, las cohortes prospectivas, y los estudios de intervención—, han documentado que la actividad física, la dieta y la combinación de estos dos factores pueden reducir la progresión de enfermedad crónica, y revertir incluso enfermedades existentes. La relación entre el estilo de vida, la dieta y la enfermedad coronaria se ha investigado desde comienzos del siglo veinte. Durante las últimas décadas del siglo pasado, y gracias a los estudios que demostraban que las grasas saturadas y el colesterol en la dieta aumentaban el colesterol sérico, las grasas dietarias surgieron como un factor determinante de colesterol sérico. Los estudios clínicos y epidemiológicos establecieron una relación entre las grasas saturadas en la dieta, el colesterol en la dieta, el colesterol sérico y la mortalidad por enfermedad coronaria.

Ya que los cambios en el estilo de vida pueden controlar la enfermedad coronaria y sus factores de riesgo, la salud pública se ha esforzado en suministrarles información a las minorías raciales y étnicas para prevenir y controlar los factores de riesgo modificables. Sin embargo, estas comunidades necesitan involucrarse para desarrollar una información sobre la salud y asegurarse de que sea apropiada en términos culturales y lingüísticos, para mejorar la aceptación y estimular la adopción de conductas saludables. Así, los practicantes de la salud pública necesitan un proceso efectivo para traducir la información científica sobre la salud del corazón en mensajes prácticos de salud que satisfagan las necesidades culturales y de contexto de aquellas minorías raciales y étnicas específicas.

Directo al corazón es una herramienta excelente para lograr la educación de las personas y comunidades sobre la salud cardiovascular, y para orientarlas a fin de que mantengan su corazón saludable. El lector encontrará una gran variedad de mensajes informativos que van desde las dietas saludables para el corazón y los diferentes tipos de medicamentos para los problemas coronarios y vasculares, además de otras terapias. Los autores, quienes son muy conocidos en el campo de la medicina cardiovascular, señalan que uno de los principales mensajes de este libro es que el miedo mata y que el valor salva vidas: yo coincido de todo corazón con este principio. El método que permite que las personas no sientan miedo por algo comienza por el conocimiento. El paso siguiente es tomar medidas. En el campo de la medicina cardiovascular, las acciones tempranas equivalen a la prevención. Como escribió alguna vez Dorothy Thompson: "Sólo cuando dejamos de sentir miedo es que comenzamos a vivir". Disfruten la lectura de *Directo al corazón*, utilicen sus nuevos conocimientos y no tengan miedo, pues la ayuda viene en camino.

HÉCTOR O. VENTURA, MD

Del Departamento de Cardiología de la Ochsner Clinic
Foundation, Nueva Orleáns, LA

Capítulo I

¿QUÉ ES LA ENFERMEDAD CORONARIA (EC)?

C UANDO JUAN DESPERTÓ AQUEL domingo en su habitación, permaneció un rato en la cama, con las manos debajo de la cabeza y una sonrisa de oreja a oreja. Al día siguiente se mudaría de nuevo a casa de su esposa y sus hijos. Es verdad que había tocado fondo, pero ahora recuperaría todo lo que había perdido. Las drogas y las mujeres le habían hecho perder su familia y su empleo, y la falta de respeto por sí mismo le había hecho perder casi todo lo demás, excepto a su hermano Luís, quien nunca lo abandonó.

Mientras permanecía en la cama, Juan recordó el peor día de su vida en que su esposa Luisa le dijo con firmeza, pero con ese tono de cuidado amoroso que la caracterizaba: "Juan, tienes que irte de la casa. Hasta que pueda volver a confiar en ti, no puedo tenerte aquí en nuestro hogar". Juan estaba convencido de que ese momento no llegaría nunca. Los vicios controlaban su vida y ni él mismo confiaba ya en él. El hecho de perder su empleo en la firma de abogados había sido un golpe duro, pero no era nada comparado con la pérdida de su familia. Por primera vez en varios años, se vio solo. Alquiló un apartamento barato, el cual odió desde la primera vez que lo vio, pero allí permaneció encerrado prácticamente durante una semana. Se la pasaba en la cama, lanzándose una acusación tras otra: Pensaba que no era una buena persona y que nunca lo sería. La presión emocional lo golpeó con fuerza. Tenía 52 años y no se sentía nada satisfecho con la vida que llevaba: Vivía solo, separado de su esposa y de sus hijos. Aunque bebió su martini del día, el mismo que le solía proporcionar el impulso que necesitaba para seguir, se sentía intranquilo y esta sensación no desapareció. Esta vez el martini no le hizo efecto. *Tal vez me esforcé demasiado en el partido de baloncesto que jugué ayer,* pensó.

Lentamente, Juan descubrió algo que no conocía, un fuego interior que se rehusaba a extinguirse. Sí, es cierto que casi se había autodestruido, pero no estaba dispuesto a que una degradación paulatina lo llevara a la tumba. Un mes después de que Luisa lo echara de la casa, se internó durante varios meses en una clínica de rehabilitación. Luego de asistir a sesiones de consulta externa y a terapia por más de un año, Juan envió una carta formal al Colegio de Abogados para que le restituyeran su licencia profesional. Las circunstancias de su recuperación y la confianza que sus referencias tenían en él, además de la reunión que habían tenido con Juan, convencieron a los miembros del Colegio de que había vuelto a ser un hombre íntegro.

Hoy era un nuevo día. Almorzaría con Luisa y hablarían sobre su regreso a casa. Aparte de una ligera presión en el pecho que lo venía aquejando de vez en cuando, Juan se sentía muy bien. Pensó en su hermano Luís mientras esperaba la llamada de Luisa; necesitaba hablar con él. Su hermano, un exitoso cirujano, era el mejor amigo de Juan y sabía escucharlo. Juan sentía que su vida estaba dando un giro y quería compartirlo con él. Luís respondió el teléfono de inmediato y Juan le contó todo lo bueno y lo malo.

Y tal como Juan lo esperaba, su hermano supo escucharlo. Era la primera vez que tenían una conversación así. Hablaron durante más de una hora y se sintieron bien. A pesar de que Luís era médico, Juan no le contó la molestia que sentía. Al igual que muchos de nosotros, a Juan no le gustaba estar "lloriqueando", y para él, hablar de cualquier señal de debilidad física era lloriquear. En lugar de eso hablaron de la nueva vida de Juan, quien sintió la calidez y el amor de su hermano. Dos años atrás, Juan estaba lleno de rabia y de paranoia, así que era muy difícil tener una conversación con él. Pero ahora volvían a ser los hermanos de antes. Juan sentía, incluso a pesar de su creciente malestar físico, que recuperar a Luís era la tercera bendición que le era concedida. Su hermano le aseguró que todo iba a estar bien y eso era justamente lo que necesitaba oír.

Y eso era exactamente lo que sentía Juan mientras esperaba la llamada de Luisa. *Dios me ha dado una nueva oportunidad de vivir mi vida decentemente,* pensó. Él y Luisa almorzarían juntos esa tarde y harían planes para su regreso a casa el día siguiente. Juan no había visto mucho a los niños desde que se fue de casa; de hecho, incluso antes no había tenido contacto con nada, excepto con la necesidad de alimentar sus malos hábitos. Pero Luisa siempre le aseguró que los niños creían que él regresaría pronto.

Poco después sonó el teléfono: Era Luisa, quien se preguntaba porqué Juan no contestaba. Cuando llegó al apartamento de su esposo una hora después, lo encontró muerto y sintió que el corazón se le destrozaba.

Los ataques cardiacos no suceden sin previo aviso. Juan no creía en los médicos, pero había experimentado varias señales de alarma, y si se hubiera practicado los exámenes médicos, el doctor habría reconocido estas señales, y habría establecido un plan de tratamiento. Incluso antes de hacerle un examen físico, el médico habría sabido cuál era el estado de salud de Juan simplemente con base en su historial médico, y al saber también que su padre y su abuela habían muerto de enfermedad cardiaca.

Una historia familiar de enfermedad coronaria (EC) no significa que usted también desarrollará esta afección, pero en algunos casos es un factor de riesgo. Asimismo, el médico habría descubierto que Juan presentaba otros factores de riesgo: Había sido un fumador empedernido durante varios años, lo que sumado a su elevado consumo de alcohol, empeoraba las cosas.

Para hacerle un seguimiento a lo observado en la historia clínica de Juan, el médico también le habría ordenado exámenes clínicos y diagnósticos, y además de lo que ya sabía, los resultados le habrían dado una base sólida para diagnosticar el problema e indicar los pasos que necesitaba seguir para solucionarlo. Pero obviamente, nada de esto sucedió, porque a Juan, al igual que a muchas otras personas "no le gustaban los médicos".

> *Una historia familiar de EC no significa que usted también desarrollará esta afección, pero en algunos casos es un factor de riesgo.*

Por lo general, lo que eso significa es que sienten miedo de tener una enfermedad seria y de morir. La negación le resultaba cómoda a Juan. A pesar del cigarrillo y de otros hábitos perjudiciales, había sido un gran deportista, y hacía ejercicio con frecuencia hasta un par de años antes de sus adicciones. Después de su recuperación había vuelto a ser un excelente deportista y jugaba baloncesto con hombres mucho más jóvenes que él. Era un hombre fuerte y vital y no había nada que lo atemorizara más que la posibilidad de enfermarse o de sufrir una enfermedad letal. En pocas palabras, Juan tenía miedo.

Su temor era tan intenso que aunque había sentido intermitentemente esa presión en el pecho durante varios meses, no se sometió a una revisión médica. Actuó como si ignorara los síntomas les restara importancia. Juan cometió un error fatal, y el que hubiera podido ser el mejor día de su vida se convirtió en el último.

El caso de Juan es particularmente doloroso porque tuvo el valor de cambiar su vida, pero dejó que el temor le impidiera hacerse exámenes físicos con frecuencia. También contaba con un hermano cercano que se habría asegurado de que un cardiólogo le tratara los síntomas en caso de haber sabido sobre las molestias de Juan. Tal vez el médico también pudiera haberle dicho a Juan que las personas no acostumbramos ser los mejores jueces de nuestra propia salud. Juan había decidido que no tenía ningún

Considere los hechos:

- La enfermedad cardiaca es la principal causa de muerte e incapacidad para hombres y mujeres en los Estados Unidos.

- Aproximadamente 700.000 personas mueren por enfermedad cardiaca cada año.

- Según la Asociación Americana del Corazón (American Heart Association), cada año se diagnostican cerca de 550.000 nuevos casos de insuficiencia cardiaca.

- Más de un millón de personas en los Estados Unidos sufren un ataque cardiaco cada año, y cerca de la mitad mueren.

- Mientras más conozca sobre la enfermedad coronaria, mayor será la posibilidad de que usted y sus seres queridos no mueran a causa de ella.

problema, pero cometió un error fatal. Afortunadamente, usted no es como Juan y está leyendo *Directo al corazón* porque quiere asumir la responsabilidad sobre su salud y tener la oportunidad de vivir plena y felizmente.

Usted ya conoce bien los síntomas, no hace falta explicarlos de nuevo ("Es sólo indigestión" o "Soy muy joven para tener EC"). Sin embargo, usted puede recibir atención médica aunque tenga dificultades económicas o no pueda pagar servicios de salud. Pídale al bibliotecario local que le muestre en el computador cómo obtener atención médica económica o de manera gratuita, o pregunte en su centro de salud local. Estamos hablando de su vida, y la oportunidad de vivir una vida larga y feliz debe estar primero que el "temor a los médicos".

> *Estamos hablando de su vida. La oportunidad de tener una vida larga y feliz debe estar primero que el "temor a los médicos".*

LO QUE NECESITA SABER SOBRE LA ENFERMEDAD CORONARIA

Las estadísticas nos dan un contexto, pero las personas son más interesantes que las cifras. Así que analicemos con más detenimiento lo que realmente le sucedió a Juan. Si hubiera visitado a un médico oportunamente, habría sabido que el dolor en el pecho era una señal de "angina", la manera que tiene el cuerpo de decirnos que el corazón no está recibiendo la sangre que necesita para funcionar normalmente. Esta dolencia se expresa en el tipo de molestia que sufría Juan, es decir, en una sensación de pesadez, presión o dolor en el pecho, que algunas veces se extiende hasta los brazos, el cuello, la mandíbula o a la espalda.

La angina de pecho se produce por lo que las personas llaman endurecimiento de las arterias y los médicos arterosclerosis o enfermedad coronaria, para decirlo en términos más sencillos. No es muy diferente de un problema de plomería que usted pueda tener en casa cuando el flujo de agua se hace lento o se interrumpe a causa de una acumulación de calcio o de partículas que se adhieren a un codo de la tubería. Lo que obstruye las arterias en nuestro organismo no es solamente el calcio, sino los depósitos de grasa y elementos como la placa. Cuando estas obstrucciones o taponamientos se forman en las arterias que alimentan el corazón, se presentan síntomas de angina, porque disminuye el suministro de oxígeno al corazón. Al igual que cualquier otro órgano del cuerpo, el corazón necesita sangre para

Cómo se forma el colesterol en las paredes de una arteria

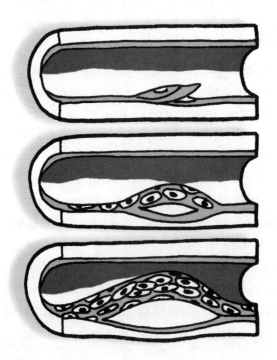

funcionar adecuadamente. Y si el suministro de sangre rica en oxígeno sufre un percance, puede ocurrir un ataque al corazón.

Los ataques cardiacos ocurren cuando pequeñas o grandes porciones del músculo cardiaco mueren al no recibir nutrientes, y en algunos casos el resultado es la muerte.

ANATOMIA DE UN ATAQUE CARDIACO

Para entender cómo funciona su corazón, usted también debe comprender la conformación de este órgano. Esta lección de anatomía empieza con un dato sencillo: Su corazón es un músculo, y al igual que cualquier otro, necesita sangre rica en oxígeno para funcionar con eficacia. Hay dos arterias principales que llevan sangre al corazón para que éste pueda bombear la arteria coronaria derecha y la izquierda. Si estas arterias están bloqueadas, el corazón no recibe sangre; y sin sangre, el corazón se deteriora, al igual que cualquier músculo. Este deterioro puede ser leve o grave. Si el flujo sanguíneo es tan escaso que el corazón está privado de sangre pero sigue funcionando, se produce una condición denominada *isquemia,* que simplemente significa una deficiencia de flujo sanguíneo. El caso más extremo —cuando sucede un ataque cardiaco o *infarto de miocardio*— implica que la irrigación se ha deteriorado tanto que el corazón está literalmente hambriento de sangre y se está muriendo.

Analicemos esta información en mayor detalle. El corazón está dividido en cuatro cámaras: dos cámaras superiores y dos inferiores. Las cámaras superiores se denominan *aurícula derecha* y *aurícula izquierda.* Las cámaras inferiores son el *ventrículo derecho* y el *ventrículo izquierdo.* La sangre ingresa al corazón a través de la aurícula derecha. Toda la sangre del cuerpo, desde los pies hasta la cabeza, pasa generalmente por esta aurícula.

Un flujo sanguíneo escaso puede causar daño en el músculo del corazón

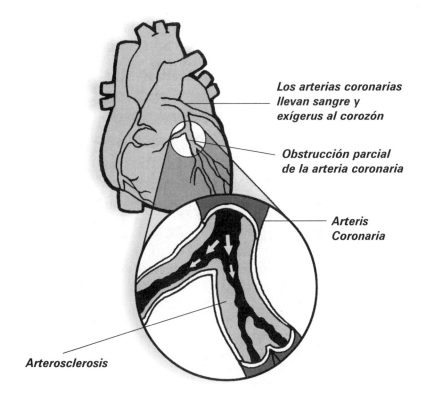

Los arterias coronarias llevan sangre y exígerus al corozón

Obstrucción parcial de la arteria coronaria

Arteris Coronaria

Arterosclerosis

Arterias coronarias bloquéandose gradualmente (de izquierda a derecha) como resultado de la enfermedad de arteris coronaria.

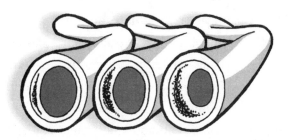

Anatomía del caorazón

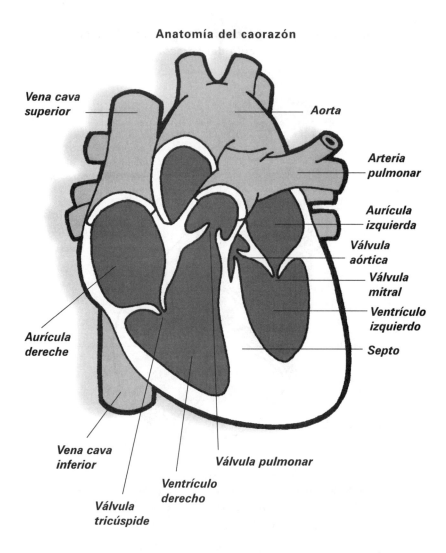

De allí pasa al ventrículo derecho (la segunda cámara), donde es irrigada hacia las arterias pulmonares, las cuales llevan la sangre a los pulmones. Al respirar tomamos oxígeno, el cual es llevado a la sangre bombeada desde el ventrículo derecho hasta nuestros pulmones. Una vez que la sangre ha recibido oxígeno entra a la tercera cámara, llamada la aurícula izquierda, y de allí se dirige al ventrículo izquierdo. Esa cuarta cámara tiene la importantísima función de bombear la sangre a la *aorta*, el vaso sanguíneo más importante que sale del corazón y provee de sangre a todas las arterias del cuerpo.

Puesto que la aorta alimenta estas arterias secundarias, es responsable de suministrar sangre rica en oxígeno y nutrientes a todos los órganos del cuerpo, un proceso que realiza a través de ramificaciones, pues la aorta tiene incluso la apariencia de un tronco. Dichas ramificaciones o *arterias* alimentan nuestros músculos, tejidos y órganos mediante un sistema de *vasos capilares,* unos tubos angostos que llevan la sangre desde los órganos hasta su destino final. Los músculos, tejidos y órganos extraen de los vasos capilares el oxígeno y los nutrientes que necesitan para funcionar adecuadamente.

Una vez que ha tenido lugar esta extracción, la sangre va de los vasos capilares a las *venas,* las cuales llevan la sangre a la *vena cava superior* y *vena cava inferior,* las cuales son más grandes. Si usted ha entendido, habrá concluido que estas grandes venas

> *La buena noticia es que no todos los ataques cardiacos—ni siquiera la mayoría—, son fatales.*

transportan de nuevo la sangre a la primera cámara del corazón (a la aurícula derecha), donde el proceso comienza de nuevo.

Repasemos de nuevo: La sangre, que tiene pocas cantidades de oxígeno y nutrientes, entra al corazón para recibir más oxígeno; luego es bombeada a través de la aurícula izquierda al ventrículo izquierdo, y circula por la "autopista" más importante del corazón, es decir, por la aorta, que es la arteria principal. La aorta distribuye sangre por todo el cuerpo y por ramificaciones más pequeñas que llevan la sangre a los tejidos, músculos y órganos, a través de los vasos capilares. Allí, los nutrientes ricos en oxígeno son extraídos y las venas llevan de nuevo la sangre al lado derecho del corazón.

Es necesario mencionar dos detalles adicionales. En primer lugar, a la salida de la aorta se encuentran dos arterias: La arteria coronaria derecha y la arteria coronaria izquierda. Como sus nombres lo indican, la arteria coronaria derecha le suministra sangre al lado derecho del corazón, y la arteria coronaria izquierda hace lo propio con el lado izquierdo. Cuando estas arterias o ramificaciones se obstruyen, el resultado puede ser una angina o un ataque cardiaco.

En segundo lugar, la aorta conduce a otras dos arterias llamadas carótidas. Cuando estas arterias se bloquean puede ocurrir un accidente cerebrovascular.

La buena noticia es que no todos los ataques cardiacos son fatales; ni siquiera la mayoría. Si usted sufre de un ataque al corazón, tiene muchas probabilidades de recuperarse, siempre y cuando reciba tratamiento adecuado y oportuno. Pero al igual que con otros problemas, es mucho mejor cortarlo de raíz. Cuando se ha presentado un ataque cardiaco, así no haya sido fatal, el corazón sufre lesiones. Lo cierto es que es mucho más difícil recuperarse de esta lesión y restablecer la salud del corazón, que tomar medidas preventivas para evitar este problema. Las posibilidades de recuperación parcial o completa de un accidente cerebrovascular dependen de la magnitud del daño. Mientras más serio sea el accidente cerebrovascular, mayores serán las probabilidades de entrar en estado de coma o de muerte. En el caso de los accidentes cerebrovasculares menores, las posibilidades de recuperación son muy altas.

LA PRESIÓN ARTERIAL ELEVADA Y SUS CONSECUENCIAS

Del grupo de factores de riesgo que amenaza a los pacientes hispanos, la hipertensión es el más común y severo. Afortunadamente, tiene tratamiento. Ignorar esta afección es buscarse problemas serios que pueden asumir diversas formas. La primera de ellas es la enfermedad coronaria en sí, que como usted ya lo sabe, significa que las arterias que rodean al corazón están obstruidas. La segunda es la insuficiencia cardiaca, o en otras palabras, que el corazón está sobrecargado y por lo tanto, debilitado. Y la tercera forma, que es la más grave, es el accidente cerebrovascular.

Si la presión arterial elevada se trata de manera intensiva en lugar de ignorarse, el riesgo de sufrir de enfermedad coronaria, insuficiencia cardiaca o un accidente cerebrovascular se reduce

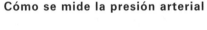

Cómo se mide la presión arterial

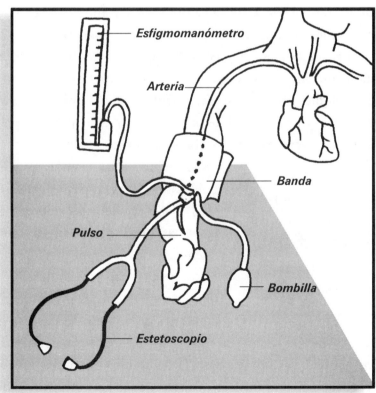

enormemente. Este puede ser el dato médico más importante contenido en este libro, así que repitámoslo: *Controlar su presión arterial disminuye enormemente el riesgo de sufrir de enfermedad coronaria, insuficiencia cardiaca o un accidente cerebrovascular.*

Mientras más alta sea la presión arterial, habrá una mayor probabilidad de que las paredes de sus arterias estén deterioradas o inflamadas. Esta inflamación provoca una acumulación de desechos (depósitos de grasa, colesterol y coágulos de sangre) que se adhieren a las paredes de las arterias, las cuales se hacen más estrechas y angostas y se pueden obstruir por completo, o generar también peligrosos coágulos sanguíneos que pueden ocasionar un ataque cardiaco.

La hipertensión moderada también debe tratarse. Algunas veces el tratamiento implica cambios en el estilo de vida (modificar los hábitos alimenticios, reducir el consumo de sal, alcohol y otras sustancias que empeoran la hipertensión). Otras veces el tratamiento implica el consumo de medicamentos. El hecho es que, cualquiera que sea el tratamiento, la hipertensión rara vez desaparece por sí sola, ya que es la manera que tiene su cuerpo de decirle que necesita hacer cambios en su vida.

Controlar su presión arterial disminuye enormemente su riesgo de sufrir de enfermedad coronaria.

Digamos unas cuantas palabras más sobre la insuficiencia cardiaca (IC) y los accidentes cerebrovasculares, las otras dos posibles consecuencias de la hipertensión. La insuficiencia cardiaca quiere decir que el corazón no está bombeando con eficiencia. Está debilitado, no puede extraer la sangre de su interior de una forma eficiente y tiene que trabajar horas extras. Debe bombear con más fuerza y frecuencia para suministrarle sangre y oxígeno al cerebro y todo el cuerpo. Esta condición hace que el corazón aumente su tamaño y trabaje demasiado.

Una de las consecuencias más peligrosas de la hipertensión es el accidente cerebrovascular. Las arterias carótidas transportan sangre al cerebro, y si su presión sanguínea es elevada, las paredes de las arterias se deterioran y empiezan a cerrarse, reduciendo el flujo de oxígeno al cerebro. Esta disminución produce accidentes cerebrovasculares leves (ataque isquémico transitorio, TIA por sus siglas en inglés) o graves. Y debido a que hay una disminución o detención de irrigación al cerebro, una parte de éste muere.

La presión arterial alta es más común en hispanos que en personas blancas, y es una de las principales causas de morbilidad y mortalidad en dicha población. Un diagnóstico y un tratamiento tempranos, así como seguir las recomendaciones del médico, es algo que puede salvar muchas vidas.

SÍNTOMAS DE LA ENFERMEDAD CORONARIA

No ignore las señales de alarma

Cada día, cientos de personas mueren simplemente porque ignoraron o no reconocieron las señales de alarma de la enfermedad coronaria. ¡No se convierta en una de ellas! Aunque ya hemos hablado de esas señales, vale la pena repetirlas:

- Dolor en el pecho, o más comúnmente, una sensación de opresión, como si un elefante se sentara en su pecho. Esta sensación se localiza debajo del esternón, algunas veces al lado izquierdo del pecho y debajo del pezón (tetilla).
- Dolor en el brazo izquierdo o derecho. Esta sensación suele presentarse mientras usted hace ejercicio, corre o trabaja en un ambiente frío. El dolor puede ser tan

intenso que el paciente debe disminuir el ritmo de la actividad física o interrumpirla.

- Cualquier dolor en el pecho o presión que descienda por el brazo izquierdo o suba a la garganta, mandíbula, o se extienda hasta la espalda o cintura, y que dure diez minutos o más.
- Sensación de ahogo.

Muchas personas pueden llegar a pensar que los síntomas pueden ser simplemente consecuencia de un día difícil o de una edad avanzada, pero están equivocados. Si alguno de estos síntomas persiste, usted debe prestarle atención.

Solamente un médico, por medio de los exámenes apropiados, puede determinar qué tan peligrosos son. Mientras más pronto se traten los síntomas, mayores serán las posibilidades de hacer un diagnóstico temprano, de realizar una intervención médica efectiva, de lograr una recuperación más rápida y de prolongar la vida del paciente.

La sensación de ahogo, la dificultad para respirar y la falta de aire, significan que el corazón no está haciendo su trabajo y también puede ser una señal o síntoma de enfermedad coronaria. Adicionalmente hay otros signos que podrían estar asociados a la EC:

- Hinchazón de los pies o las piernas.
- Sensación constante de cansancio y falta de energía.
- Pérdida del apetito.

Sin embargo, estas últimas señales también pueden estar asociadas con la insuficiencia cardiaca. Los síntomas de insuficiencia cardiaca implican que su corazón no está bombeando de manera tan eficiente como debería porque no está recibiendo la sangre

Coronary blockage

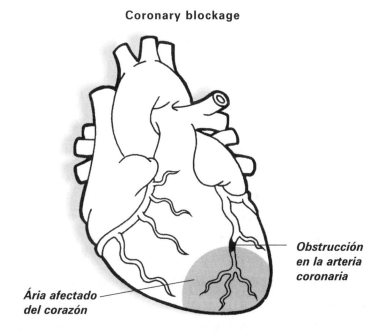

Obstrucción
en la arteria
coronaria

Ária afectado
del corazón

Las arterias coronarias irrigan el corazón. Una arteria obstruida, como la que se observa en la ilustración, impide que la sangre llegue a esta área del corazón. El músculo cardiaco termina por morir, lo que produce un ataque cardiaco o un infarto de miocardio. (Ver área sombreada a la derecha).

que necesita, lo cual se debe a la obstrucción de las arterias que le suministran sangre. Las causas de la insuficiencia cardiaca son varias y pueden tratarse sencillamente de una etapa avanzada de la enfermedad coronaria, ser resultado de una presión arterial elevada o de problemas en las válvulas del corazón, pero también puede ser consecuencia de una infección viral o bacterial, o del abuso de alcohol.

Los síntomas y señales también pueden variar: aumento de peso, sensación de ahogo, poca energía y otros cambios evidentes en el cuerpo también pueden ser indicadores de esta afección. A diferencia de la enfermedad coronaria, la insuficiencia cardiaca no ocasiona síntomas específicos como el dolor en el pecho. Lo esencial es que la enfermedad coronaria se origina por la obstrucción de una o varias arterias, mientras que la insuficiencia cardiaca significa que el corazón no está trabajando bien porque una parte del músculo cardiaco está muerto o debilitado.

No obstante, el mayor causante de insuficiencia cardiaca es una enfermedad coronaria de fondo, un dato ignorado por miles de personas que sufren diariamente sus síntomas. Solo una fracción de las personas que experimentan los síntomas aquí descritos los atribuyen al corazón. Una parte del problema radica en la falta de información, razón por la cual escribimos este libro. Pero hay otras dificultades: El temor a saber la verdad; paranoia generalizada de los médicos, las enfermeras, los hospitales y también, una profunda desconfianza hacia el personal de la salud, la falta de un seguro de salud o de acceso a los servicios de salud.

Mientras más pronto se realice el diagnóstico, mayores serán sus posibilidades. La única manera de saber si el dolor o malestar que usted siente en el área del pecho es una señal de enfermedad coronaria, es hacerse un examen diagnóstico completo que incluya un electrocardiograma, una radiografía del tórax, exámenes de sangre y/o pruebas cardiacas no invasivas y/o invasivas. Estos procedimientos suelen marcar la diferencia entre la vida y la muerte. Aunque la falta de información, el acceso limitado a los servicios de salud y la paranoia pueden tener causas sociales y económicas reales, también han conducido a un tratamiento inadecuado o demasiado tardío y, en consecuencia, a muertes que pudieron evitarse. Cambiemos esto y empecemos aquí y ahora.

ISQUEMIA DEL MIOCARDIO

Ya hemos discutido este tema, pero revisémoslo de nuevo antes de finalizar este capítulo. La condición en la cual el corazón no recibe suficiente sangre se denomina *isquemia del miocardio*. El término médico significa que el músculo cardiaco no está siendo irrigado adecuadamente.

Si la isquemia del miocardio no se trata, puede provocar ataques cardiacos (infarto de miocardio), muerte súbita e insuficiencia cardiaca. En algunos casos (del 10 al 20 por ciento), la isquemia es "silenciosa"; es decir, que el paciente no

> *Mientras más pronto se realice el diagnóstico, mayores serán sus posibilidades.*

experimenta ninguno de los síntomas usuales como la angina de pecho. La angina puede ser estable o inestable, y se puede predecir cuando es estable. Por ejemplo, el esfuerzo físico siempre produce dolor, y el descanso produce una sensación de alivio. La angina inestable es más peligrosa y también tiene una mayor probabilidad de conducir a un ataque cardiaco.

Pero estas distinciones no son esenciales para el paciente. Lo importante es que él o ella reconozcan los síntomas y busquen los recursos adecuados. La isquemia del miocardio puede causar muerte súbita, ya que el corazón experimenta una arritmia peligrosa (latido irregular) y luego se detiene por completo. Este tipo de ataque es el que más publicidad recibe en los medios de comunicación, algo realmente desafortunado. Aunque estos episodios pueden presentarse, son relativamente inusuales, y la gran publicidad que reciben —con todo el drama que los rodea— ha alimentado una suerte de fatalismo. Las personas leen o ven recuentos de estos casos y piensan: "Es obvio que no se puede hacer nada. Lo que ha de suceder sucederá", lo cual es una forma de racionalizar el descuido de nuestra propia salud. La verdad es que los ataques cardiacos suelen ocurrir después de señales de alerta que se manifiestan en síntomas de angina de pecho, y cuando se diagnostica y se trata adecuadamente, suele tener un buen pronóstico. Ahora usted conoce las medidas concretas que pudieron haberle salvado la vida a Juan si él las hubiera conocido. Y usted ya ha dado un gran paso para no correr con la suerte de Juan.

La verdad es que los ataques cardiacos suelen venir después de señales de alarma que toman la forma de síntomas de angina de pecho, y cuando es diagnosticada y tratada adecuadamente, suele tener un buen pronóstico.

Nosotros —los médicos que escribimos este libro—, hemos escuchado todas las excusas posibles. Además del temor simple y llano a saber la verdad, las personas piensan como Juan: "No me puede pasar a mí. Soy un deportista con una buena condición física"; "Bueno, si sucede, es porque así es el destino o la voluntad de Dios. No hay nada que yo pueda hacer al respecto"; o "Miren cómo los médicos y los hospitales han tratado a los hispanos, a los afroamericanos y a las mujeres en el pasado. No confío en ellos". Y otros cientos de razones: "Solo es una indigestión"; "Soy demasiado joven"; "Mi familia está exagerando porque se preocupa por mi salud"; o sencillamente, "Me haré los exámenes después. Actualmente me siento bien la mayor parte del tiempo". No caiga en este autoengaño fatal, sea valiente y, con la información que ya tiene, visite a un médico de inmediato si está experimentando alguno de los síntomas que hemos descrito en este capítulo.

¡Visite al doctor!

Capítulo 2

CORAZÓN VALIENTE

L A GENTE LE TEME A LOS ATAQUES al corazón por diversas razones. Algunos sienten miedo porque tienen familiares o amigos que han sido víctimas de uno, de modo que los infartos comienzan a sentirse como algo muy real. Otros ya han sufrido un ataque, y el hecho de que hayan tenido la suerte de sobrevivir —una de cada tres víctimas de un infarto muere como consecuencia de ello— los hace ser particularmente temerosos. El miedo se puede convertir en pánico y esto puede matar. Las personas sienten tanto pánico ante la posibilidad de sufrir un ataque cardiaco, que mueren innecesariamente cuando finalmente lo sufren.

El miedo también va de la mano con la negación. Las personas no se someten a exámenes médicos anuales porque temen que el médico descubra que algo anda mal con su corazón. Evitan adquirir información sobre el tema, como si pudieran protegerse al ocultarse tras un muro de ignorancia.

Es por ello que invito a mis pacientes y a usted a que tengan un "corazón valiente", es decir, para no vivir con el temor de un ataque cardiaco o de cualquier otra disfunción cardiaca. Tener un "corazón valiente" significa convertir el miedo en cuidado y prevención, y saber lo que debe hacer para protegerse bien contra un ataque cardiaco. Incluso las personas que ya han sufrido infartos pueden aprender lo que deben hacer para recobrar su salud por completo y ayudar a evitar otro ataque.

Incluso las personas que ya han sufrido infartos pueden aprender lo que deben hacer para recobrar su salud por completo y ayudar a evitar otro ataque.

La información es la mejor protección contra el pánico, y por eso le ofrecemos algunos datos importantes:

1. Usted puede ayudar a prevenir un ataque cardiaco siguiendo una dieta adecuada, haciendo ejercicio, dejando de fumar y de sucumbir al sedentarismo y evitando la tensión psicológica.
2. Las visitas frecuentes al médico ayudarán a detectar problemas que pueden afectar el corazón, como es el caso de la presión arterial alta, también conocida como hipertensión.
3. Si uno de sus padres o hermanos ha tenido problemas cardiacos, usted puede tener una tendencia familiar a los problemas cardiacos. Si su médico recibe esta información, puede recomendarle un programa preventivo que reduzca su riesgo.
4. Educarse en temas de salud es un paso importante para tener un corazón valiente. Usted debe saber cómo

funciona su cuerpo, cómo ocurre la enfermedad y cómo debe tratarse.

5. En los Estados Unidos ocurren un millón y medio de ataques cardiacos cada año; ésta es la primera causa de muerte de los estadounidenses: más que los accidentes cerebrovasculares, el cáncer, el HIV/SIDA o la violencia.

Muchas personas saben más sobre las características y el funcionamiento de sus autos que sobre sus propios cuerpos. La negación o falta de conocimiento sobre la forma en que funciona su corazón y cómo su situación podría empeorar, es algo que puede hacerle creer en mitos y en datos falsos sobre su corazón, y pueden generarle ansiedad, que básicamente es el miedo a lo desconocido.

Leer libros como éste ya es un paso gigantesco para educarse acerca de su corazón. La información correcta es la mejor medicina preventiva, y le ayudará a fortalecerse con un corazón valiente. Muchas farmacias ofrecen también folletos gratuitos sobre diversos temas de salud, y usted debería conseguir información escrita por profesionales en los que pueda confiar.

Adicionalmente, puede obtener información sobre la salud cardiaca en periódicos y revistas, y en visitas a ferias de salud, donde se realizan exámenes para detectar los niveles de presión sanguínea, diabetes y colesterol. Estos eventos le darán la oportunidad de hacerles preguntas a los profesionales de la salud sobre su corazón.

Por supuesto, la principal fuente de información sobre su corazón es su médico, y siempre debería discutir con él o ella cualquier información que haya obtenido por su cuenta.

Pero, ¿qué sucede si usted hace todo lo posible por aprender más sobre su corazón y todo lo que debe hacer para mantenerlo sano, y aun así sufre un infarto? ¿Cómo le ayudará en este caso el concepto de corazón valiente? ¿Se aplica a una situación en la que su vida está pendiente de un hilo? En realidad, es ahí cuando *más* necesita tener valor. Sobrevivir a un infarto es un triunfo en sí, porque al menos una tercera parte de las víctimas de ataques cardiacos mueren en el primer episodio, y la mitad de quienes sobreviven muere al mes siguiente.

Así que usted es un sobreviviente que ahora debe concentrarse en tratar de prevenir el próximo episodio, pues los ataques cardiacos ocurren con mayor frecuencia en personas que ya han sufrido uno. El plan que seguirá con su médico se llama "prevención secundaria", y es como tener una segunda oportunidad para evitar la muerte. Aprovechar esta oportunidad requiere que usted aumente la iniciativa, la fortaleza, la voluntad y el deseo absoluto de seguir viviendo. Esta planeación llena de determinación es la esencia de un corazón valiente, y se hace en alianza con su médico.

Su médico debe ayudarle a desarrollar un corazón valiente desde el instante en que su salud se estabilice en el hospital. Los médicos no sólo deberán tranquilizarlo y darle alivio, sino también garantizar que usted esté en perfectas condiciones y comience a trabajar de inmediato en su rehabilitación.

La orientación de su médico comienza en el hospital, cuando él o ella le expliquen qué le sucedió a su corazón. Deben explicarle que un infarto no es el fin del mundo y que con una buena asistencia médica, usted comenzará a mejorar aquello que sea susceptible de mejorarse, y a adaptarse a cualquier daño permanente que haya sufrido. Finalmente, su médico diseñará un plan de rehabilitación gradual. Es probable que usted necesite inicialmente la ayuda de fisioterapeutas para recuperar fuerzas.

Mientras permanece en el hospital, usted querrá hacerle al médico preguntas como:

- ¿Por qué me sucedió?
- ¿Me sucederá de nuevo?
- ¿Cómo afectará mi capacidad de llevar una vida normal, disfrutar de la vida y participar en actividades satisfactorias, incluyendo la actividad sexual?
- ¿Qué precauciones debo seguir al hacer esto?
- ¿Qué puedo comer y qué debo evitar?

Veamos el caso de Renée Martin, una afroamericana de 50 años que vive con su esposo y sus tres hijos en Miami, Florida. Ella trabaja como agente de viajes desde hace 10 años para una gran empresa. Su esposo es corredor de bienes raíces, y ambos ganan lo suficiente para tener una casa, pagar la educación privada de sus hijos y comer ocasionalmente en un buen restaurante. Han ahorrado para la educación superior de sus hijos, pero tienen preocupaciones sobre los costos astronómicos de la universidad. Renée quisiera ganar más dinero, pero no ha logrado encontrar un empleo con un mejor salario y se ha sentido muy tensionada por estas preocupaciones financieras.

Hace poco, el médico de Renée le diagnosticó presión arterial alta. Le dijo que debía rebajar 20 libras y comenzar con un programa de ejercicios. También está tomando un "diurético" para la presión alta, pero no ha podido controlarla con este medicamento. Aunque se inscribió en un gimnasio, le queda difícil ir más de una o dos veces a la semana por causa de su horario de trabajo y sus obligaciones en casa, y en muchas semanas no puede asistir.

La madre de Renée sufrió un ataque cardiaco a los 52 años; actualmente tiene 72, pero lleva una vida muy limitada. El padre de Renée murió de un ataque cerebrovascular a los 65 años, después de tener la presión arterial incontrolada durante varios años. Su tía materna y una de sus hermanas contrajeron diabetes durante la edad adulta.

Hace un mes, Renée comenzó a sentir una molestia ocasional en el pecho, debajo del esternón, que no se le extiende a otras partes del cuerpo. Le dura unos pocos segundos y a veces está asociado a la actividad física, pero otras veces no. Renée pensó que podría ser indigestión o "calambres de estómago", así que ensayó con antiácidos, pero no le funcionaron.

Cuando se lo comentó a su madre, ésta le dijo que su infarto había empezado así: Durante varios meses había sentido extraños dolores en el pecho que se fueron haciendo más intensos y prolongados, llegando incluso a despertarla. Después de esa conversación, Renée sintió que estaba condenada a repetir el caso de su madre y comenzó a temer por su vida.

En este punto, ¿qué cree usted que debía hacer Renée? ¿Tomar algún medicamento de venta sin receta? ¿Qué tal si consumiera alimentos menos "gaseosos" y suprimiera algunos como el jamón, la carne asada y las albóndigas? ¿Debería disminuir el consumo de café y reemplazarlo por té verde? ¿Rezar le serviría de algo?

En realidad, lo primero que debería hacer es consultar a su médico y hablarle de sus nuevos síntomas, pues esto lo motivaría a investigar su caso de manera más exhaustiva, a elaborarle un nuevo historial clínico más riguroso, practicarle un reconocimiento físico completo y ordenarle algunos exámenes especiales, entre ellos un electrocardiograma (ECG), una radiografía del tórax y una serie de exámenes de sangre. El médico también podría remitir a Renée a un cardiólogo para conocer su opinión experta sobre la posibilidad de que ella padezca enfermedad coronaria (CAD).

Después del diagnóstico de CAD, su médico debe tranquilizarla e infundirle confianza y esperanza, a la vez que hacer énfasis en la importancia de tomar sus medicamentos al pie de la letra y de cumplir con las instrucciones que le ha dado sobre la dieta y la actividad física que debe seguir. En otras palabras, él y Renée deben convertirse en aliados para ayudarla a desarrollar un corazón valiente y a pensar de manera positiva.

EL PODER DEL PENSAMIENTO POSITIVO

Hace algunos años, un pastor motivacional muy sabio, llamado Norman Vincent Peale, escribió un libro llamado *El poder del pensamiento positivo*.[1] Su propósito era darle esperanza a los varios millones de personas que se deprimen y tensionan por circunstancias personales, resaltando la importancia de desarrollar una actitud mental positiva. Aunque su interés era ayudar a las personas a alcanzar el éxito adoptando una visión positiva del mundo, es fácil ver cómo sus principios pueden aplicarse a la medicina.

La idea es que el paciente puede jugar un gran papel en su tratamiento y recuperación de la enfermedad mediante una actitud positiva, y el trabajo mancomunado con los médicos y otros profesionales de la salud.

Sin embargo, usted no puede dejar de ir al médico en busca de tratamiento.

---

1. N. del T. Publicado en español como *El poder del pensamiento positivo*, México, Didaco, S.A.

CAD EN LAS MUJERES

Había otros aspectos en el caso de Renée que requerían atención, pues se trata de una mujer con tendencia a la enfermedad coronaria o arterio-coronaria con varios factores de riesgo, entre los cuales estaba:

- Una historia familiar de enfermedades cardiovasculares y diabetes.
- Una historia personal de sobrepeso y presión arterial elevada y sin control.
- Estrés financiero y laboral.

Los médicos creíamos que las mujeres eran menos susceptibles que los hombres a los ataques cardiacos, pero ahora sabemos que, en realidad, las mujeres tienen un riesgo considerablemente mayor de sufrir esta enfermedad, y que la mortalidad es más alta en este grupo. A menudo, los médicos se equivocan en el diagnóstico debido a la percepción errada de que el riesgo es menor entre las mujeres. Por ello, el médico de Renée debe considerar muy seriamente sus dolencias y proceder de manera metódica para diagnosticar enfermedad coronaria. Al hacerlo, debe reconocer que es probable que su caso no refleje con exactitud la enfermedad coronaria presente en los manuales clásicos, la cual está basada en experiencias de tratamiento en hombres.

CORAZÓN VALIENTE EN LOS HOMBRES

¿Cómo es el corazón valiente de los hombres? ¿Existen diferencias entre hombres y mujeres en este aspecto? Veamos una situación muy común. George Denunzio es un albañil, de raza blanca, que tiene 48 años y vive en Boston con su esposa y sus cinco hijos. Ha sido obrero desde que abandonó sus estudios cuando cursaba el último año de secundaria. A George le gusta jactarse del hecho de que nunca ha tenido una enfermedad grave, pues tiene una herencia muy buena. Sus padres frisan casi los 80 años y nunca han tenido problemas serios de salud.

George disfruta la vida. Su único vicio, dice, es fumarse un paquete de cigarrillos al día y beber muchas cervezas cuando sale con sus hijos o ve deportes en la televisión, su pasatiempo favorito. Se siente satisfecho de la labor que él y su esposa han hecho en la crianza de sus hijos. Su esposa Nancy es secretaria judicial, pero aunque ambos trabajan, han logrado crear un agradable ambiente familiar en la casa que compraron recientemente en un barrio de clase media en Medford, en las afueras de Boston.

George tiene pocos motivos para quejarse, pero sí hay algo que le molesta. Su energía sexual ha disminuido muchísimo y se avergüenza de no satisfacer a su esposa tanto como antes. También se avergüenza de sentirse menos hombre que antes.

Aunque a George no le gustan los médicos, sintió que su problema era lo suficientemente grave como para solicitar una cita con el médico de la familia; tenía la esperanza de que su médico de cabecera le resolviera su problema con pastillas. Cuando el médico le preguntó por su historia clínica, tuvo que hablarle de su falta de energía sexual. Recordó también unas cuantas cosas que le habían estado rondando la cabeza. Le dijo que se levantaba a orinar varias veces en la noche y que sentía más sed que de costumbre… y que también había subido varias libras en los dos últimos años.

Después de escuchar con atención, el doctor le agradeció a George por esa información tan importante y le practicó un examen físico que incluyó la revisión de sus signos vitales de presión sanguínea, pulso, temperatura corporal y frecuencia respiratoria. También registró su peso y estatura y le midió la cintura. Como parte del examen, le hizo un tacto rectal y le revisó la glándula prostática.

Después de una historia y un examen físico completos, el médico se reunió con George y con su esposa en el consultorio. "George, tenemos muchos asuntos que discutir. Tenemos algunos problemas, pero si actuamos ahora podemos mantener una ventaja", les explicó. Agregó que muchos de los problemas que le había encontrado eran tratables, y que si George acataba las recomendaciones y se armaba de valor, podrían hacer que mejorara con rapidez. "Así que vamos despacio y discutamos los puntos uno a uno", le sugirió el médico.

Le dijo a George que viera a un urólogo, porque tenía la próstata dilatada y podía tener disfunción eréctil. Continuó diciendo que los urólogos le darían el diagnóstico definitivo y le recomendarían el tratamiento adecuado.

También señaló que George tenía un sobrepeso considerable y la presión arterial elevada. Su obesidad estaba concentrada en la zona abdominal, también conocida como grasa "visceral" o de la "panza", a diferencia del patrón de acumulación de grasa en los glúteos o en las "caderas", el cual es más común en las mujeres. Se cree que el patrón masculino es más peligroso y se asocia con mayor frecuencia con problemas de salud como enfermedades cardiacas, diabetes y disfunción eréctil.

George también descubrió que sus niveles de colesterol estaban altos y que tenía diabetes. "George", le explicó el médico, "tienes lo que se llama 'síndrome metabólico', así como un alto riesgo de padecer enfermedad cardiovascular". El médico siguió explicándole que el síndrome metabólico es la existencia de varias condiciones médicas como la presión alta, una mayor circunferencia de la cintura, diabetes y colesterol alto.

"George; esto significa que tienes un mayor riesgo de sufrir un ataque al corazón o un accidente cerebrovascular", concluyó el médico. Obviamente, esto supuso un golpe para él, pues siempre pensó que la único que necesitaría era una pastilla para resolver su problema de erección.

Ése parecía ser el asunto principal: George corría el riesgo de sufrir un episodio cardiovascular, como por ejemplo, un ataque cardiaco o un infarto. Debía comenzar a tomar medicamentos para tratar esa parte específica del síndrome. El médico de George lo remitió además a un cardiólogo, para que analizara la posibilidad de una enfermedad cardiaca oculta; es decir, síntomas que no se detectan en un examen médico ordinario. En ese punto, George había recibido toda la información posible de los exámenes médicos y de lo que sospechaba su doctor. Salió del consultorio insistiendo en que se sentía bien, salvo por su problema de erección.

El regreso a casa fue difícil para George y Nancy. No estaban acostumbrados a hablar de problemas de salud, y menos aún si éstos estaban relacionados con el sexo. Pero esta vez lo hicieron. Nancy apoyó a George, lo tranquilizó y lo animó a seguir las órdenes del médico. "Es por nosotros dos George", le dijo.

Pero él seguía preocupado por su corazón. Pasó mucho tiempo pensando en ello, aunque en un estado de negación: "¡Es imposible que tenga problemas de corazón!" George siempre había sido fuerte y saludable. Es posible que hubiera fumado demasiado y bebido mucha cerveza. También era cierto que había aumentado unos cuantos kilos y se había convertido en un adicto a la televisión. ¿Pero qué tenía que ver todo esto con que hubiera desarrollado diabetes y presión alta? ¿Cómo podía estar en peligro de sufrir un ataque al corazón? ¿No estaban sus padres vivos y saludables a una edad avanzada, y rara vez habían estado enfermos de gravedad? Después de todo, el médico podía estar equivocado. Eso era lo que George seguía diciendo.

Nancy lo calmó y trató de hacerlo entrar en razón. Le dijo que debía seguir las instrucciones del médico y confiar en su criterio. Le rogó que fuera al menos al cardiólogo y al urólogo. Por su parte, ella se aseguraría de que él tomara la medicina que le habían formulado, y que dejara el cigarrillo y la cerveza.

Además, iba a comenzar a cocinar recetas más saludables y empezaron a caminar juntos al final de la tarde. Buscaron más información sobre el corazón, la diabetes, la hipertensión y la enfermedad cardiaca.

Lo que hicieron Nancy y George fue aprender la forma en que funciona una alianza familiar para mejorar la salud. Para comenzar, implica el compromiso de aprender más sobre aquellos problemas de salud que si no se tratan, pueden convertirse en una amenaza no sólo para el paciente sino también para toda la familia. El primer paso es estar dispuestos a enfrentar la realidad y a decirnos la verdad. Y cuando enfrentamos la verdad con valor, nos encaminamos a recuperar nuestra salud.

El médico le dio información escrita a George sobre su afección. Pero eso no fue suficiente para Nancy y George: Siguieron buscando más información y dejaron de discutir las "órdenes del médico". George y Nancy se habían convertido en verdaderos aliados —junto con el médico— para controlar la cardiopatía de George si se demostraba que padecía esta condición.

George y Nancy tuvieron el valor de ir juntos al urólogo y al cardiólogo. *Supongo que, después de todo, el médico tenía razón*, se dijo George, quien además de disfunción eréctil tenía síndrome metabólico. La buena noticia es que ambas afecciones son potencialmente tratables si se diagnostican en las fases preliminares y si los pacientes siguen el tratamiento indicado.

George tuvo la fortuna de descubrir su afección en un nivel en que el tratamiento aún era una opción. También tuvo la suerte de saber que obtuvo resultados normales en las pruebas de esfuerzo, ecocardiogramas y otros procedimientos cardiacos especiales, de modo que no era necesario realizar estudios más exhaustivos de su corazón.

Síndrome metabólico —(ATP III) del Programa Nacional de Educación sobre el Colesterol. Según el artículo publicado en el Periódico de la Asociación Médica Americana (*Journal of the American Medical Association*, 2001).

Se diagnostica síndrome metabólico cuando se encuentran en un mismo paciente tres o más de los siguientes cinco factores de riesgo:

Circunferencia de la cintura >40,2 pulgadas en hombres, o >35 pulgadas en mujeres

Nivel de triglicéridos >150 mg/dL

Nivel de colesterol HDL <40 mg/dL en hombres o <50 mg/dL en mujeres

Presión sanguínea (PS) > 130/ > 85 mm Hg

Glucosa en la sangre > 100 mg/dL.

El diagnóstico de síndrome metabólico puede variar según la fuente.

El médico le prescribió medicamentos para tratar cada uno de los aspectos de su síndrome metabólico. Le recomendó también que comprara un monitor automático de presión arterial, y le explicó cómo usarlo y llevar un registro diario de su presión. Le formuló un medicamento seguro para tratar la disfunción eréctil y le dio indicaciones para encontrar el tipo de programa de ejercicios saludables que debería realizar.

George comprendió que aunque tenía un alto riesgo de sufrir un ataque cardiaco u otro episodio cardiovascular, también tenía la oportunidad de evitar que ocurriera. El médico le aseguró que trabajarían hombro a hombro para lograr la meta común de restaurar su salud. Y George entendió que los métodos preventivos podían evitar la posibilidad de un episodio cardiaco.

A los hombres les gusta ser estoicos y negar que estén enfermos. Consideran que las cardiopatías son una debilidad y es posible que nieguen con terquedad la posibilidad de que pueda afectarlos. Para muchos hombres, una cardiopatía equivale a una pérdida de la hombría, como si no tuvieran fuerzas suficientes para expulsar a un intruso de su casa. Esta actitud conduce a un machismo que puede ser fatal, si el paciente espera a que sea demasiado tarde para que los tratamientos sean efectivos.

Lo que George, Nancy y el médico construyeron fue todo lo contrario al machismo. Una vez que se había ganado la confianza de Nancy y de George y les había ayudado a adquirir el valor que necesitaban para combatir la enfermedad cardiaca, todo se convirtió en un acto de cooperación. George dejó atrás la rabia, la resistencia y la negación, y adquirió un corazón valiente: Ya estaba preparado para ganar la batalla más importante de su vida.

En efecto, el paciente cardiaco se enfrenta a un oponente formidable, que es el mayor asesino del mundo industrializado. No se trata de una batalla que podamos ganar solos. La mayoría de nosotros necesitamos *aliarnos* con nuestros médicos y nuestros seres queridos para hacer lo que esté a nuestro alcance y restaurar la salud de nuestro corazón.

De este modo, si usted enfrenta la probabilidad o el hecho de padecer una cardiopatía, puede hacerlo con la cabeza en alto. Acepte por completo la verdad sin importar lo difícil que pueda ser. Tenga el valor de aprender todo lo que pueda sobre la enfermedad y luche. ¡Luche con tenacidad! Para algunos, la oración y la meditación son útiles, pero no se quede allí. Vaya al médico y siga el plan que le ofrezca. Tenga el orgullo y el valor de aprender tanto como pueda. Trabaje con su médico y decida vivir.

Valor:

- Tranquilícese para que pueda pensar con claridad sobre lo que debe hacer para enfrentar el problema.
- Trace un plan de acción detallado con ayuda de su médico.
- Pídale a su familia que forme parte de su equipo.
- Lea, hágales preguntas a los profesionales de la salud y vea programas y videos especiales sobre ataques cardiacos para saber qué le está sucediendo. Puede conseguir esta información en organizaciones como la Asociación Americana del Corazón r; pregunte por el folleto "Siete pasos para un corazón saludable".
- Resista la tentación de rendirse y "dejar que la naturaleza siga su curso". ¡Usted debe recuperarse después de sufrir un infarto! Pero necesita voluntad y deseos de vivir.
- Siga las instrucciones del médico, lo cual implica cumplir con las prescripciones y tomar sus medicamentos, así

como seguir las recomendaciones sobre dejar de fumar, hacer ejercicio de manera regular y evitar el consumo excesivo de alcohol.

- Visite al médico con frecuencia para que pueda evaluar su progreso. Sométase a los exámenes de seguimiento para que él o ella pueda adaptar sus medicamentos según los resultados.
- Aliméntese de una manera balanceada, y adáptese a las recomendaciones alimenticias y nutricionales que le ofrezca su médico. Evite los excesos y deslices en su régimen alimenticio.

EL VALOR ¡Puede salvarle la vida!

Capítulo 3

CAMBIOS EN EL ESTILO DE VIDA QUE PREVIENEN ENFERMEDADES CARDIACAS

FRANK WEDGEWORTH, un afroamericano de 51 años de edad, visitó a su médico para hacerse un chequeo general de salud. Frank pensaba que su salud era muy buena, pero su padre había muerto súbitamente a causa de un ataque cardiaco a la edad de 55 años, y a Frank le preocupaba el hecho de que su propia salud se hubiera deteriorado en los últimos años por la falta de ejercicio y el aumento de estrés laboral. Frank trabaja como gerente de una tienda por departamentos en la que lleva más de veinte años. Empezó como vendedor y con el paso de los años ascendió a este cargo gerencial.

Frank fue muy activo en su juventud; practicó casi todos los deportes, y compitió incluso en las ligas universitarias de baloncesto. Su esposa también era muy deportista, y les gustaba caminar juntos y practicar deportes. Pero cuando empezaron a tener hijos y el trabajo se hizo cada vez más exigente, su actividad física fue disminuyendo hasta desaparecer. Frank no sabía exactamente cuánto peso había ganado con el paso de los años, pero sí notó que la talla de su correa había aumentado y que había tenido que comprar ropa más grande.

Decidió visitar un cardiólogo porque recientemente le diagnosticaron presión arterial en riesgo ("pre-hipertensión", le dijo su médico), y tenía casi la misma edad a la que había muerto su padre, motivo por el cual entendió que ya era hora de asumir el control de su salud. "Nuestros cuerpos siempre han cuidado de nosotros", le dijo a su esposa Alicia; "ahora es tiempo de que cuidemos de ellos".

Durante la visita, el médico lo felicitó por estar dispuesto a hacer cambios saludables en su estilo de vida. Le recordó que las enfermedades cardiovasculares (enfermedades del corazón y de los vasos sanguíneos) matan anualmente a casi un millón de estadounidenses, y que hasta el 80 por ciento de esas muertes pudieron evitarse con simples cambios en los hábitos personales. Actualmente, los médicos hablan mucho de las circunstancias que ponen a las personas en situación de riesgo de sufrir una enfermedad del corazón y las denominan "factores de riesgo cardiovasculares". Estos son algunos de ellos:

- Historia familiar de enfermedad cardiaca temprana
- Presión arterial elevada
- Nivel alto de colesterol en la sangre, particularmente de colesterol LDL (lipoproteína de baja densidad, comúnmente denominado colesterol "malo")
- Nivel bajo de colesterol HDL (lipoproteína de alta densidad, identificado como el colesterol "bueno").
- Tabaquismo

- Diabetes mellitus
- Inactividad física
- Obesidad
- Edad avanzada
- Ser hombre, o mujer en edad post-menopáusica.

Frank pidió información específica para saber cómo podía disminuir su presión arterial realizando cambios en su estilo de vida.

De acuerdo con el Instituto Nacional de Salud, la presión arterial es normal si es inferior a 120/80 mm Hg (milímetros de mercurio). La cifra mayor (120) se denomina "presión arterial sistólica" y la menor (80) se conoce como "presión arterial diastólica". La lectura de la presión arterial de Frank fue de 135/85 y por lo tanto, fue considerado pre-hipertenso.

La presión arterial elevada es una amenaza para la salud del corazón y por lo tanto debe tratarse. Aunque los medicamentos ayudan, el tratamiento de la hipertensión debe empezar con cambios en el estilo de vida que incluyan una reducción de peso para quienes tienen sobrepeso; consumo moderado de alcohol; aumento de la actividad física; reducción de la ingesta de sodio (sal); consumo adecuado de potasio y calcio, y dejar de fumar.

Cuando Frank manifestó interés en saber qué cambios alimenticios debía realizar, le hablaron del plan de alimentación DASH (Enfoques dietéticos para detener la Hipertensión, por sus siglas en inglés) y de pruebas DASH-Sodio, los cuales han demostraron de manera concluyente que modificar los hábitos alimenticios puede reducir la presión arterial. Dichos estudios comprobaron que una dieta baja en grasas saturadas, colesterol y grasa total, pero rica en frutas, verduras y alimentos lácteos bajos en grasa, reducen la presión arterial. En el estudio DASH participaron 459 pacientes, a quienes se les asignó una de las siguientes tres dietas:

- La dieta de "control" con los mismos niveles de grasa y colesterol que la típica dieta de los norteamericanos.
- La dieta de "frutas y verduras", con el mismo contenido de grasas, grasas saturadas, colesterol y proteínas que la dieta control, pero con un mayor contenido de potasio, magnesio y fibra, aportado por frutas y verduras que se incluyeron en reemplazo de algunas *meriendas* y dulces.
- La dieta "combinada", con menos grasa total, grasa saturada y colesterol que la dieta de frutas y verduras o que la dieta de control, y también rica en frutas, verduras y productos lácteos bajos en grasa (que incrementaron el contenido de potasio, magnesio, calcio, fibra y proteína).

Los resultados mostraron que la presión sistólica (número mayor) disminuyó en 5.5 mm Hg y la presión diastólica (número menor) disminuyó en 3.0 mm Hg en las personas que seguían la dieta combinada, comparadas con el grupo que siguió la dieta control. Además, las reducciones en la presión sistólica y diastólica, fueron de 11.4 y 5.5 mm Hg, respectivamente, entre los que presentaron una presión arterial más elevada, y se hicieron evidentes en un lapso de apenas dos semanas. El DASH-Sodio fue diseñado para evaluar el efecto que tienen la combinación de distintos niveles de sodio (sal) y la dieta DASH en la presión arterial.

En el estudio se evaluaron 412 pacientes, a quienes se les asignó al azar una dieta DASH o dieta control durante un mes, y distintos niveles de consumo de sal (1.500, 2.400, o 3.300

mg/día). Los pacientes que seguían la dieta DASH presentaron las mayores reducciones en la presión arterial, y los menores niveles de sodio (1.500 mg/día). La presión arterial sistólica se redujo en 11.5 mm Hg en pacientes que siguieron la dieta DASH, con un nivel bajo en sal, en contraste con los del grupo de control, que consumía altos niveles de consumo de sodio.

Aunque medicamentos como las estatinas para combatir el colesterol alto, y procedimientos como la angioplastia son fundamentales en el tratamiento general de la enfermedad cardiaca, los enfoques terapéuticos basados en la dieta y en los cambios en el estilo de vida siguen siendo la base para prevenir la enfermedad cardiovascular.

A medida que Frank iba conociendo los pasos que podía dar para ayudarse a sí mismo, aumentó su disposición a ponerlos en práctica y pidió que le dieran al día sobre todas y cada una de las estrategias de prevención. Su médico compartió entusiasmado la siguiente información con él.

Establecer hábitos alimenticios saludables está asociado a una reducción significativa del riesgo cardiovascular y de otras enfermedades crónicas como la diabetes. En junio de 2006, la Asociación Americana del Corazón (AHA, por sus siglas en

---

Aunque medicamentos como las estatinas para combatir el colesterol alto, y procedimientos como la angioplastia son fundamentales en el tratamiento general de la enfermedad cardiaca, los enfoques terapéuticos basados en la dieta y en los cambios en el estilo de vida siguen siendo la base para prevenir la enfermedad cardiovascular.

Tabla 1

Metas para reducir el riesgo de enfermedad cardiovascular, según la AHA, 2006

- Seguir una dieta saludable

- Mantener un peso saludable

- Tratar de mantener niveles adecuados de colesterol LDL (lipoproteína de baja densidad), colesterol HDL (lipoproteína de alta densidad) y triglicéridos

- Mantener una presión arterial normal

- Mantener un nivel normal de azúcar en la sangre

- Realizar actividad física frecuente

- Evitar la exposición o el consumo de tabaco y sus derivados.

inglés) publicó una actualización de las recomendaciones alimenticias y de estilo de vida que ayudan a prevenir la enfermedad cardiovascular. En las tablas 1 y 2 encontrará el resumen de estas recomendaciones.

SEGUIR UNA DIETA SALUDABLE PARA EL CORAZÓN

La AHA recomienda consumir de 25 a 30 por ciento de sus calorías totales en forma de grasas, menos del 7 por ciento de las calorías totales de las grasas saturadas, menos del 1 por ciento de las grasas trans y menos de 300 mg de colesterol al día. Una dieta que disminuya el colesterol LDL (el "malo") y aumenta el colesterol HDL (el "bueno") es una dieta saludable para el corazón.

Las grasas saturadas y las trans son las que más contribuyen a elevar el colesterol LDL. Además, las grasas trans reducen los niveles de colesterol HDL, aumentando así el riesgo de enfermedad cardiaca. La principal fuente de grasas saturadas son las grasas animales (carne y productos lácteos), mientras que la fuente primordial de grasas trans son las grasas parcialmente hidrogenadas que se utilizan para preparar productos comerciales fritos y horneados. Consuma carnes magras y productos lácteos descremados o bajos en grasa para reducir el consumo de este tipo de grasas. Lea las etiquetas de información nutricional y evite al máximo el consumo de grasas (ver capítulo 7).

Los factores que más contribuyen a disminuir los niveles de colesterol HDL son: Un nivel elevado de azúcar en la sangre, diabetes, triglicéridos elevados, dietas muy bajas en grasa (cuando se ingiere menos del 15 por ciento de calorías totales a partir de fuentes saludables de grasa) y exceso de peso. Los niveles de colesterol HDL por debajo de 40 mg/dL constituyen un gran riesgo cardiovascular.

La Asociación Americana del Corazón también ofrece recomendaciones para ayudar a mantener un peso saludable, es decir, cuando su IMC (Índice de Masa Corporal, definido en términos simples como la relación entre el peso corporal y su estatura) está entre 18.5 y 24.9. Si su IMC oscila entre 25 y 29.9, es sinónimo de sobrepeso, y si es igual o superior a 30 se considera como obesidad. Para medir su IMC, consulte las tablas de cálculo que se ofrecen los Centros para el Control y Prevención de la Enfermedad (CDC, por sus siglas en inglés), en http://www.cdc.gov/nccdphp/dnpa/bmi/adult_BMI/english_bmi _calculator/bmi_cal culator.htm. Si no tiene un computador en casa, pídale ayuda al bibliotecario de su comunidad. Si tiene sobrepeso, trabaje con un profesional de la salud para perder

Tabla 2
Recomendaciones de la AHA sobre estilo de vida y dieta para reducir el riesgo de enfermedad cardiovascular, 2006

- Equilibre el consumo de calorías y la actividad física para lograr un peso saludable

- Siga una dieta rica en frutas y verduras

- Elija alimentos integrales, ricos en fibra

- Consuma pescado, especialmente pescado graso, al menos dos veces por semana

- Limite su consumo de grasas saturadas a <7 por ciento, grasas trans a <1 por ciento de energía y colesterol a <300 miligramos por día. Para lograr esto, consuma carnes magras y verduras; productos lácteos descremados con 1 por ciento de grasa y bajos en grasa; y reduzca al mínimo el consumo de grasas parcialmente hidrogenadas.

- Reduzca al mínimo el consumo de bebidas y alimentos con azúcar añadido

- Elija y prepare alimentos con poca sal o sin ella

- Si consume alcohol, hágalo con moderación

- Siga la dieta y las recomendaciones sobre el estilo de vida de la AHA cuando consuma alimentos preparados fuera de casa.

entre media y una libra por semana hasta alcanzar un peso saludable.

También debe mantener un nivel normal de glucosa en la sangre (azúcar), el cual se considera normal si es inferior a 100 mg/dL, ocho horas antes de consumir alimentos. Cuando este nivel es de 126 mg/dL o más, la persona se diagnostica como diabética. La diabetes tipo 2 es la más común, y la obesidad, especialmente la abdominal (exceso de grasa en la zona del estómago) es un factor de riesgo importante para desarrollar esta enfermedad. Lograr incluso una ligera pérdida de peso (cerca de 7 por ciento de pérdida de peso, es decir, alrededor de 10 libras para una persona que pese 150 libras) puede retrasar y posiblemente evitar la diabetes. Su médico puede determinar el nivel de glucosa practicándole pruebas de sangre.

Evite el tabaco y todos sus derivados, y tenga en cuenta que fumar es un factor de riesgo enorme para desarrollar una enfermedad cardiaca. Los estudios también sugieren que dejar de fumar disminuye en más del 50 por ciento el riesgo de morir de una enfermedad cardiovascular, tan sólo dos años después de suspender su consumo.

Es así de simple: Deje de fumar y regálele a su corazón una vida más larga. La AHA y el Colegio Americano de Medicina Deportiva (ACSM, por sus siglas en inglés) publicaron nuevas pautas sobre actividad física en 2007, actualizando las recomendaciones publicadas en 1995 por ACSM y CDC. Según el primer grupo de recomendaciones, todos los estadounidenses adultos deberían realizar 30 o más minutos de actividad física de intensidad moderada durante varios días a la semana (mejor si es diariamente). En las nuevas pautas se recomienda que los adultos con buena salud realicen 30 minutos de ejercicio moderadamente intenso por lo menos cinco días a la semana, o 20 minutos de ejercicio vigoroso, por lo menos tres veces a la semana.

Si usted tiene más de 65 años, las nuevas directrices también recomiendan hacer ejercicios de fortalecimiento muscular (como levantar pesas) y otros para mejorar su equilibrio y flexibilidad.

Es cierto que comer más frutas y verduras es bueno para su salud. Sus padres tenían razón: Las dietas ricas en frutas y ver-

duras disminuyen la presión arterial y mejoran los factores de
riesgo cardiovasculares. Los estudios muestran que las personas

que consumen estos grupos alimenticios en grandes cantidades tienen un
menor riesgo de desarrollar enfermedad cardiovascular. Una manera
simple de consumir un amplio rango
de nutrientes valiosos es elegir frutas
de colores diferentes.

> *Es así de simple: deje de fumar y regálele a su corazón una vida más larga.*

Consumir alimentos integrales y ricos en fibra ayuda a tener
una buena salud. Prefiera panes y cereales a base de granos
enteros, en lugar de productos elaborados con granos más procesados. Hay formas sencillas de consumir más fibra en su dieta:

- Elija productos integrales
- Consuma más frutas y verduras
- Consúmalas crudas y sin pelar
- Coma nueces

También es importante que incorpore el pescado a su dieta.
Los estudios han encontrado que el consumo regular de pescado
(1-2 veces por semana) está asociado a una disminución en la
tasa de mortalidad por enfermedad cardiaca. La razón puede ser
que el pescado en general, y los pescados grasos en particular,
(ácidos grasos omega-3), disminuyen la presión arterial, los
triglicéridos y los efectos antiagregantes plaquetarios.

La evidencia sugiere que el consumo de apenas dos porciones de pescado que contengan ácidos grasos omega-3 puede
reducir la posibilidad de muerte por enfermedad cardiaca hasta
en un 40 por ciento.

Ya que ciertos pescados están contaminados con mercurio y otros compuestos orgánicos, los consumidores deben verificar con las autoridades locales y estatales, y visitar el sitio web de la FDA (www.fda.org) para obtener recomendaciones detalladas para grupos específicos (niños y mujeres embarazadas).

Los estudios de han encontrado que el consumo regular de pescado (1-2 veces por semana) está asociado a una disminución en la tasa de muertes por enfermedad cardiaca.

Como usted puede ver, Frank recibió mucha información. "¿Está listo para empezar a hacer cambios en su estilo de vida ahora mismo, o todavía lo está pensando?" le preguntó el doctor. "Estoy listo", respondió Frank. El médico le dio entonces un esquema a seguir:

1. Escriba sus metas (a corto y largo plazo).
2. Elabore un plan detallado. Anote lo que va a hacer cada día para alcanzar sus metas.
3. Pregúntele a un médico o profesional de la salud qué tan seguro y adecuado es su plan.
4. Busque apoyo en sus familiares, amigos, colegas y programas comunitarios o comerciales establecidos.
5. ¡Siga su plan!
6. Revise y analice continuamente los esfuerzos que está haciendo para mantenerse en el camino correcto.

Y recuerde siempre: tenga paciencia. ¡Es posible que los cambios sucedan gradualmente, pero los beneficios valen la pena!

El médico también le recomendó a Frank emplear pequeñas medidas que pudiera incorporar en su nuevo estilo de vida. Entre

ellas estaban las siguientes actividades durante las primeras
semanas:

1. Estacione su auto más lejos de la puerta de acceso a su
   trabajo.
2. Suba por las escaleras y no por el ascensor para ir a la
   oficina.
3. Añada una porción extra de verduras a su plato de
   comida.
4. Lleve porciones de fruta al trabajo como refrigerio.
5. Evite los alimentos empacados de las máquinas
   dispensadoras, pues suelen contener altos niveles
   elevados de grasa y azúcar.
6. Desayune bien en la mañana.

Frank estaba listo para comenzar. Con la ayuda de su médico
y de su familia, va en camino a convertirse en un hombre nuevo.

Capítulo 4

LA ENFERMEDAD CARDIACA EN LAS MUJERES

Nuevas evidencias, planteamientos y un futuro más brillante

MARÍA Y SU ESPOSO, ambos de edad madura, llevaban cinco años con su médica. En términos generales eran determinados y optimistas, pero la visita de hoy había sido diferente. María parecía asustada y distraída. Por un instante hizo lo que pudo para disimular su estado de ánimo, pero finalmente dijo: "Doctora, siempre había pensado que el cáncer de mama era el mayor peligro de salud de una mujer, pero el año pasado una de mis mejores amigas sufrió un infarto repentino, otra fue sometida a una cirugía de *bypass* coronario, y otra más murió de manera repentina cuando su corazón dejó de funcionar. Me siento como si estuviera caminando por un campo minado. Siempre creí que la enfermedad cardiaca amenazaba a los hombres, pero no a las mujeres. Y ahora estoy empezando a preguntarme si será así".

La médica le respondió con los datos reales, y María se sorprendió:

- La enfermedad coronaria (CHD, también conocida como CAD) es la principal causa de muerte entre las mujeres en los Estados Unidos.
- Una de cada nueve mujeres entre los 45 y los 64 años padece enfermedad coronaria y la proporción se incrementa a una de cada tres en mayores de 65.
- Aunque es cierto que las mujeres desarrollan la enfermedad coronaria diez años después que los hombres, el pronóstico es peor para ellas: padecen de más complicaciones, tienen un mayor riesgo de morir, y las cirugías de *bypass* coronario y de angioplastia tienen menores resultados en ellas.

María tuvo dificultades para abandonar sus convicciones incluso después de escuchar estos hechos: "Yo creía que era una enfermedad masculina y no tenía que preocuparme".

"No, María", le explicó la doctora. "Las personas tienen esa falsa impresión porque en términos generales, las mujeres le informan al médico sobre sus síntomas de enfermedad cardiaca unos diez años después que los hombres. Pero la realidad es que después de la menopausia, el rápido incremento de la CAD y los índices de mortalidad para las mujeres son casi iguales a los de los hombres. De hecho, desde 1984, anualmente mueren más mujeres que hombres debido a enfermedad cardiaca".

Gracias a la experiencia y a la lectura, sabemos por qué las ideas erróneas de María se hallan tan difundidas. Una encuesta Gallup realizada por la Asociación Médica Americana para Mujeres (American Medical Women's Association (y la

Asociación Americana del Corazón) en 1995, encontró que el 80 por ciento de las encuestadas no sabía que la enfermedad cardiaca es la causa principal de mortalidad entre las norteamericanas. Lo más sorprendente es que el 32 por ciento de los médicos encuestados tampoco sabían esto. La noción de que las mujeres no sufren de ataques al corazón está profundamente arraigada en nuestra sociedad.

María había tenido una experiencia abrumadora en esos diez minutos en el consultorio de su médica. Aunque era una mujer fuerte, su punto de vista cambió y continuó diciendo: "Hace poco entré en la menopausia". En alguna parte leí que la terapia de reemplazo hormonal en las mujeres reduce el riesgo de sufrir enfermedad cardiaca: ¿es cierto? ¿Me recomendaría seguir esta terapia?" Era una buena pregunta. La doctora le dio más información a María.

La terapia de reemplazo hormonal (HRT) para prevenir la enfermedad coronaria en mujeres fue una recomendación habitual hasta 1994, cuando un nuevo estudio revaluó esta creencia. El ensayo clínico del Estudio del Corazón y Reemplazo de Estrógenos/Progestina (HERS) realizado en mujeres con enfermedad cardiaca reconocida, mostró una fuerte evidencia de que el tratamiento con HRT (estrógenos + progesterona) no reducía el riesgo de muerte por enfermedad cardiaca. De hecho, es probable que esta terapia de reemplazo hormonal haya estado asociada con un mayor riesgo de muerte prematura. María quedó aterrada al saber esto.

El Estudio Clínico de Iniciativas para la Salud de la Mujer mostró que en mujeres sin antecedentes de enfermedad cardiaca, la terapia de reemplazo hormonal combinada no solo contribuía a la reducción de mortalidad por enfermedad coronaria, sino que tenía también consecuencias más graves, pues se asoció también con un mayor riesgo de episodios cardiovasculares; es decir, de todo tipo de problemas del corazón.

La prueba de terapia de reemplazo hormonal fue interrumpida prematuramente debido a los daños que les produjo al grupo de pacientes que participaron en ella. El estudio de Iniciativas para la Salud de las Mujeres a base de estrógenos mostró que el uso exclusivo de esta sustancia no protegía contra la enfermedad coronaria, aunque tampoco suministró evidencias de que produjera daños. Esos datos cambiaron por completo las recomendaciones de terapia de reemplazo hormonal en mujeres post-menopáusicas para prevenir la enfermedad cardiaca.

Actualmente, las principales organizaciones médicas indican que la terapia de reemplazo hormonal no juega papel alguno en la prevención de la enfermedad cardiaca, y que debe utilizarse únicamente para aliviar los síntomas de la menopausia (como los calores), y aun así debe administrarse por el menor tiempo posible para controlar estos síntomas.

La respuesta de la médica a la pregunta de María fue simplemente "no". No existía ningún tratamiento milagroso para formularle. María se haría cargo de su propia salud con la guía de su médica, quien siguió explicándole que las condiciones o predisposiciones que pueden conducir a una enfermedad se llaman "factores de riesgo", y le recordó a María que tenía varios. "Tu madre murió de enfermedad cardiaca, y últimamente hemos tenido que controlar tu colesterol y tu presión arterial. Yo diría que hemos llegado al punto en que tienes que hacer algunos cambios en tu estilo de vida".

"¿Qué cambios serían?", preguntó María.

"Una dieta saludable es importante", le explicó su médica. "Eso incluye muchas frutas y vegetales, rebajar o suprimir la sal, y consumir menos grasas saturadas y colesterol. Te daré algunos folletos que contienen más información sobre la dieta y que explican por qué la sal y las grasas saturadas son peligrosas.

"Otra cosa que debes hacer —de la que ya nos estamos ocupando— es del control de tu presión arterial y de tus niveles de colesterol; son factores de riesgo, y según los exámenes de la semana pasada veo que tu situación no ha mejorado. Muchas personas que están en tu etapa tienen problemas en el corazón y no lo saben porque nunca consultan con un médico". Todos los adultos mayores de 40 años deben revisarse la presión arterial y el colesterol al menos una vez cada cinco años aunque no tengan factores de riesgo. Aquellos que sí los tengan o puedan tenerlos deben someterse a controles más frecuentes, y lo mismo se aplica para las personas mayores.

"Obviamente, esto significa que no hay que esperar a que te sientas enferma para someterte a una revisión médica. Se recomienda hacerse un examen médico una vez al año. Aunque seas joven y tengas un estado óptimo de salud, la revisión y los exámenes serán puntos de referencia para el futuro. Recuerda, al igual que con muchas enfermedades, mientras más pronto se descubra la del corazón, más efectivo será su tratamiento.

"Así que lo que estás haciendo es importante, María. Viniste a verme aunque no estás enferma, y te sometes a chequeos médicos con frecuencia".

La médica también le recomendó otro cambio además de una dieta saludable: Hacer más ejercicio. Caminar más, así fuera subir y bajar dos o tres pisos por las escaleras, le ayudaría a María a comenzar con su rutina de ejercicios.

Cualquier persona apta debe realizar una actividad física moderada durante 30 minutos casi todos los días de la semana para mantener un peso saludable, y si no está en las mejores condiciones de salud, el médico o fisioterapeuta generalmente le recomendará algún ejercicio que pueda hacer y que le agrade.

Recuerde: el corazón es un músculo, y al igual que cualquier otro, necesita ejercicio para trabajar con fuerza y eficiencia. Realizar una sesión de ejercicios al menos tres veces a la semana en un gimnasio local o sede de la YMCA también es útil. Probablemente tenga dificultades al comienzo, pero cuando adquiera la costumbre, usted no querrá parar, porque le agradará su aspecto físico y la manera en que se siente gracias al ejercicio, y se sorprenderá de los beneficios que puede ofrecerle esta actividad para eliminar el estrés.

La combinación de una dieta saludable con ejercicio regular es la mejor prescripción de todas. Una alimentación más saludable nos ayuda a reducir las calorías de nuestra dieta, y el ejercicio nos ayuda a quemar calorías. Está ampliamente demostrado que la actividad física reduce el riesgo de padecer enfermedades cardiacas y que caminar es un ejercicio excelente. En un análisis de datos del Estudio de Salud de las Enfermeras (Nurses' Health Study), los investigadores reunieron información detallada sobre la actividad física de 72.488 mujeres, con edades entre los 40 y los 65 años. Durante los ocho años de seguimiento, 645 de ellas desarrollaron enfermedad cardiaca.

El estudio determinó que hay una relación importante entre la cantidad de actividad física que realizamos y nuestro riesgo de desarrollar enfermedades del corazón. Quienes realizaban una mayor actividad física tuvieron un riesgo 44 por ciento menor de desarrollar estas enfermedades que quienes eran poco activas. Es interesante notar que caminar produjo beneficios semejantes a los obtenidos con modalidades más vigorosas de ejercicio: Una sola hora semanal presenta beneficios, pero cuando se adquiere el hábito de caminar y usted es como la mayoría de las personas, lo disfrutará y querrá hacer más.

"Así que ese es tu menú, María", le dijo su médica. "La recompensa no sólo es una mejor salud y una vida más prolongada, sino que casi todas las personas que lo hacen, sostienen que la combinación de ejercicio y de buenos hábitos alimenticios les generan bienestar físico y emocional. Eso es tan cierto como que las personas que fuman o consumen drogas tienen mayor riesgo de padecer enfermedad coronaria".

María trató de estar atenta durante la mayor parte de la conversación, pues tenía mucho que aprender. Puesto que el estado de su corazón le preocupaba, aceptó las recomendaciones, y se preparó aun más. Aunque las mujeres con enfermedad cardiaca tienen factores de riesgo muy similares a los hombres, la relación entre tener un factor de riesgo y adquirir la enfermedad puede diferir entre ambos. Veamos por ejemplo el hábito del cigarrillo.

El porcentaje de fumadores ha disminuido en las últimas décadas. Sin embargo, esta disminución ha sido mucho más notoria en los hombres (de 21 por ciento) que en las mujeres (del 6 por ciento). Además, y aunque en términos generales el consumo de cigarrillo ha disminuido entre las mujeres en general, éste se ha incrementado entre las más jóvenes. El 25 por ciento de las mujeres sigue fumando, aunque el cigarrillo es uno de los principales factores de riesgo para la enfermedad coronaria en mujeres premenopáusicas.

Las mujeres jóvenes parecen particularmente vulnerables a los efectos del cigarrillo, y el riesgo parece depender de la dosis. El peligro de la enfermedad cardiaca está relacionado con el número de cigarrillos que consume diariamente una mujer, aunque fumar incluso entre uno y cuatro cigarrillos al día aumenta más de dos veces el riesgo de muerte por enfermedad cardiaca.

A pesar de la publicidad que pregona lo contrario, los cigarrillos con filtro y con bajo contenido de nicotina no disminuyen el riesgo asociado con su consumo. Pero según las investigaciones actuales, la buena noticia es que dejar de fumar sí puede reducir el riesgo de padecer una enfermedad del corazón en más del 50 por ciento en los dos primeros años. De modo que el mensaje es claro: Si no fuma, no empiece. Y si fuma, DÉJELO.

Si no fuma, no empiece. Y si fuma, DÉJELO.

Sin embargo, fumar no era lo que le preocupaba a María. Tenía el colesterol alto desde hacía poco, y aunque estaba tomando medicamentos para esta condición, lo cierto es que las medicinas ayudan más a quienes se ayudan a sí mismos. Antes de los 20 años, hombres y mujeres tienen niveles similares de colesterol; de los 20 a los 55, los hombres tienden a presentar niveles totales de colesterol más altos que las mujeres, pero después de los 55 años, los niveles de colesterol en las mujeres se incrementan con rapidez y pueden llegar a superar levemente los masculinos.

En las mujeres, los niveles de colesterol de lipoproteínas de alta densidad (HDL, el colesterol "bueno") generalmente son más altos que los de los hombres, y siguen siéndolo durante gran parte de su vida. Pero los niveles absolutos de HDL bajan después de la menopausia, y desde ese momento en adelante los niveles de HDL son casi iguales para ambos sexos. Las mujeres pre-menopáusicas tienen niveles más bajos de triglicéridos que los hombres y las mujeres post-menopáusicas; sin embargo, estos niveles aumentan más en las mujeres que en los hombres con el paso de los años (los triglicéridos son un tipo de grasa presente en la sangre que pueden taponar las arterias cuando sus niveles son elevados).

Al igual que en los hombres, el aumento en los niveles de colesterol LDL (el "malo"), la disminución de los niveles de HDL (el colesterol "bueno") y el aumento de los triglicéridos, son factores de riesgo de enfermedad cardiaca en las mujeres. De hecho, los niveles de HDL y de triglicéridos parecen ser mayores factores de riesgo para las mujeres que para los hombres.

En las mujeres con alto riesgo de padecer enfermedad cardiaca, los medicamentos reductores de colesterol (como las estatinas) contribuye a reducir los infartos, los accidentes cerebrovasculares y la mortalidad total (vea el Apéndice para más información sobre las estatinas). Esto se demostró en varias investigaciones, como por ejemplo, en el Estudio del Colesterol y de los Eventos Recurrentes (Cholesterol and Recurrent Events, CARE, por sus siglas en inglés), el cual evaluó a 4.159 individuos que habían sufrido infarto del miocardio (ataque cardiaco) pero con niveles de colesterol ligeramente elevados, y hallaron que después de cinco años de tratamiento con estatinas, tanto los hombres como las mujeres tenían menos accidentes cardiovasculares. Sabemos que estas estadísticas pueden resultar un poco agobiantes, pero mientras más sepamos, con mayor eficiencia podremos protegernos de la enfermedad cardiaca.

María había aprendido mucho más de lo que había esperado. Nunca se imaginó que su médica se tomara el tiempo de explicarle cómo mantener su corazón sano, especialmente porque ella no estaba enferma y sólo había ido para un simple chequeo. Sin embargo, ella es inteligente y aprovechó este tiempo para reunir toda la información posible. Además de sus niveles de colesterol, lo que más le preocupaba eran la presión alta, la diabetes y su peso. Su médica le explicó que todos contribuían al desarrollo de enfermedad cardiaca.

"Desafortunadamente, el número de hombres y mujeres que reciben tratamiento para la hipertensión es muy reducido", le dijo la médica. "El control de la hipertensión reduce el riesgo de un accidente cerebrovascular o la muerte en hombres y mujeres, y de quienes tienen una hipertensión leve o severa.

"La hipertensión es menos frecuente en las mujeres jóvenes, pero parece ser más peligrosa cuando se presenta. Las mujeres premenopáusicas con hipertensión tienen una probabilidad diez veces mayor de morir de enfermedad coronaria que las jóvenes que no sufren esta condición".

La información que María recibió era difícil de digerir pero no dejó que el miedo la desanimara. Después de todo, había llegado lejos. La médica continuó diciéndole:

"La diabetes es un mayor factor de riesgo de enfermedad cardiaca en las mujeres que en los hombres. Un estudio encontró que los hombres con diabetes tienen una probabilidad 2,5 veces mayor de desarrollar enfermedad cardiaca que los hombres que no padecían diabetes. Además, el Estudio de Salud de las Enfermeras reportó un riesgo 6,3 veces mayor de mortalidad cardiovascular entre las mujeres con diabetes que entre las que no padecían esta enfermedad.

> *La diabetes es un mayor factor de riesgo de enfermedad cardiaca en las mujeres que en los hombres.*

El estudio también reveló que si una mujer había sido diagnosticada con diabetes hace menos de cuatro años, su riesgo de sufrir de enfermedad cardiaca aumentaba significativamente. No se conocen del todo las razones para este riesgo tan marcado entre las mujeres con diabetes, pero puede deberse parcialmente al hecho de que la diabetes suele asociarse con otros factores de riesgo cardiaco como la obesidad, la hipertensión, los bajos niveles de HDL y los triglicéridos altos".

Todos tenemos amigos que tienen estas enfermedades sin ser conscientes de su gravedad. Como lo supo María, hay varios factores de riesgo de enfermedad cardiaca que pueden prevenirse o corregirse con cambios en la dieta y en la actividad física. Lo mismo se aplica para la diabetes. Así que recuerde: Cuando se

> *No delegue en los médicos la responsabilidad de curarlo de sus dolencias o de cuidarlo si se enferma.*

trata de su salud, ponga la prevención en práctica. Se trata de su cuerpo y de su vida. No delegue en los médicos la responsabilidad de curarlo de sus dolencias o de cuidarlo si se enferma. Algunos de los factores que determinarán cuán larga y saludable será su vida están en sus manos.

Pero, desafortunadamente, algunas personas no lo hacen. En un estudio realizado a mujeres jóvenes con cardiopatías, el factor de riesgo cardiaco más común fueron los antecedentes familiares de enfermedad cardiaca prematura (67 por ciento), seguido del consumo de cigarrillo (55 por ciento) y los altos niveles de colesterol (55 por ciento). No obstante, el cambio de hábitos es un precio insignificante para tener una vida más larga, y para sentirse bien y con fuerzas.

María había tomado nota durante las explicaciones sobre los riesgos y las medidas preventivas. Pero, aún no habían tocado el verdadero problema: Ella había aumentado casi 20 libras desde que había salido de la secundaria y estaba preocupada por su peso. Aunque había seguido varias dietas, ninguna le había funcionado a largo plazo. El riesgo de sufrir una enfermedad cardiaca aumenta a medida que las personas suben de peso. Un aumento de diez libras o más después de los 18 años se considera factor de riesgo.

Algunos estudios recientes nos han dado una pequeña idea de los beneficios a corto plazo que tienen algunas dietas muy populares, aunque no sus beneficios a largo plazo. Un estudio reciente comparó las dietas de Atkins, Zone, Ornish y Weight Watchers, e investigó la pérdida de peso y los factores de riesgo cardiaco en 160 pacientes divididos en grupos de 40, que pesaban un promedio de 220 libras al comienzo del estudio.

Todas las dietas mostraron una modesta pérdida de peso durante doce meses, y no se descubrieron diferencias importantes entre ellas. Lo más sorprendente fue que todas mostraron un efecto positivo en los factores de riesgo cardiaco, con un incremento de los niveles de HDL y una disminución en los niveles de colesterol LDL y de insulina. Lo interesante es que las dietas más restrictivas —Atkins y Ornish— tuvieron las mayores tasas de fracaso. Lo que es evidente es que incluso una ligera pérdida de peso tiene un impacto positivo en la salud cardiovascular. Y obviamente, si usted le añade la práctica regular de ejercicio a su régimen alimenticio, contribuirá eficazmente a su proceso de adelgazamiento.

María quedó muy tranquila después de hablar con la médica; comprendió que gran parte de la enfermedad cardiaca es prevenible y que podía hacer muchas cosas para reducir su riesgo de padecer una enfermedad del corazón. María ya tiene planes para implementar cambios inmediatos en su vida, en la de su esposo y de toda su familia. ¿Qué cambios hará usted hoy?

Capítulo 5

OPERACIÓN
DEL CORAZÓN

E N EL SIGLO XIX, EL DOCTOR Theodor Billroth, el pionero austriaco de la cirugía abdominal moderna, creía que "la cirugía de corazón era temeraria y peligrosa". Sin embargo, desde finales del siglo XX, la cirugía de *bypass* coronario se convirtió en el procedimiento quirúrgico más frecuente del mundo occidental, el cual ha salvado innumerables vidas. Aún así, las cirugías a corazón abierto siguen evocando en muchas personas imágenes de incisiones atroces y sanguinarias, y de grandes complicaciones.

Al igual que sucede con muchos otros temores, los hechos ayudan a disiparlos. Echemos un vistazo a un caso real de una mujer a quien llamaremos Adela Jiménez. Al hacerle un seguimiento al proceso de su enfermedad y recuperación, podremos conocer también el procedimiento de una cirugía de *bypass* coronario real.

Adela seguía siendo una persona activa a los 65 años y se lo atribuía a sus nietos. Una mañana, mientras esperaba la visita de los niños y sacaba la caja de juguetes que mantenía para ellos, Adela empezó a sentir un dolor continuo en el pecho y una sensación de ahogo. En ese momento no había nadie en casa, pero ella sabía lo que debía hacer, así que llamó al 911 y la llevaron a la sala de emergencias más cercana. El médico de turno no tardó en darse cuenta que Adela había sufrido un ataque cardiaco. El médico de urgencias llamó a un cardiólogo, quien ordenó una angiografía, examen que consiste en inyectar una tintura en las arterias que rodean al corazón para determinar si están obstruidas.

La angiografía confirmó el diagnóstico del médico de urgencias y mostró grandes obstrucciones en las tres arterias principales que llevan sangre al corazón. El corazón de Adela tenía que esforzarse para desempeñar adecuadamente su función de bombeo. Al ver estos resultados, el cardiólogo llamó con urgencia al cirujano cardiovascular, quien le explicó a Adela las opciones que tenía: angioplastia, endoprótesis vascular, aterectomía o una cirugía.

Analicemos brevemente cada una de estas opciones.

ANGIOPLASTIA O CATETERISMO

La *angioplastia* es el tratamiento más común de los que hemos enumerado. Suele ser un procedimiento ambulatorio, es decir, que la persona se va a casa el mismo día o a la mañana siguiente. Este procedimiento es realizado por un cardiólogo en el laboratorio de cateterismo cardiaco del hospital, y consiste en introducir un pequeño alambre con un balón en la punta (llamado catéter) en las arterias coronarias obstruidas, el cual avanza por las arterias que rodean al corazón. El cardiólogo puede monitorear su recorrido en una pantalla denominada fluoroscopio y observar el corazón y los vasos sanguíneos que lo rodean, y luego dirige el balón hasta el centro de la arteria obstruida. El balón se infla y hace que el vaso taponado se abra de nuevo.

¿Cómo encuentra el catéter el camino hasta los vasos sanguíneos del corazón? Es un poco como seguir el camino de losetas amarillas de *El mago de Oz*. El catéter se inserta en cualquier vaso sanguíneo que sea extenso (generalmente en la zona de la ingle) y que conduzca al corazón, y de ahí en adelante lo que hace es simplemente seguir el sendero hasta él.

La angioplastia suele recomendarse a pacientes con una o a veces dos arterias coronarias severamente obstruidas. También se practica en situaciones en las que, por cualquier razón, la cirugía de corazón se considera peligrosa o poco práctica. Generalmente

Una arteria coronaria obstruida abriéndose con una angiophastia

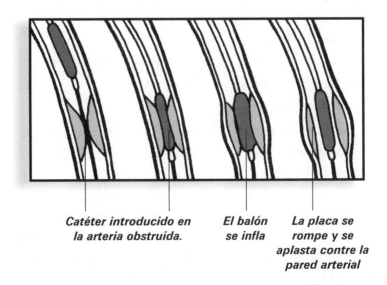

Catéter introducido en la arteria obstruida.   **El balón se infla**   **La placa se rompe y se aplasta contre la pared arterial**

es una intervención indolora y sencilla: El paciente recibe anestesia local (es decir, que el área a tratar es insensibilizada como cuando visitamos al odontólogo). La angioplastia es un procedimiento frecuente, realizado en hospitales universitarios, clínicos y comunitarios de todo el país.

Naturalmente —y al igual que en cualquier otro procedimiento—, también pueden presentarse inconvenientes durante la angioplastia. El riesgo consiste en que el vaso que se ha abierto se vuelva a cerrar o que los vasos sanguíneos se rompan. Usted puede aumentar las probabilidades de éxito del procedimiento si investiga de manera exhaustiva la competencia y experiencia de su médico, así como la reputación del hospital en el que se realizará la intervención.

Debe preguntarle a su médico cuántas angioplastias ha realizado y la tasa de éxito que ha tenido en este procedimiento. No se sienta avergonzado, usted tiene todo el derecho a saber. Formúlele de manera firme pero amable las siguientes preguntas:

- ¿Cuántas angioplastias ha practicado usted personalmente?
- ¿En qué porcentaje de las angioplastias que usted realiza se han vuelto a cerrar las arterias?
- ¿Cuál es su tasa de éxito?
- ¿Qué pasa si la angioplastia no funciona?
- ¿Cuáles son las posibles complicaciones y cómo las resuelve usted?

La mayoría de cardiólogos capacitados y certificados no tendrá inconveniente en responder a estas preguntas de manera abierta. Si su médico tiene una actitud defensiva, se niega a responder o parece ofendido, es mejor que usted empiece a sospechar. Haga todo lo posible por mantener la comunicación con su médico: eso significa volver a hacerle las preguntas mencionadas de la manera más amistosa y menos amenazante posible.

Si se sigue sintiendo intranquilo o inseguro, pida una segunda opinión. No obstante, recuerde que los médicos están para ayudarlo, así que trabaje en equipo con ellos. Tenga en cuenta que en una situación de emergencia es probable que no sea práctico o realista hacer preguntas como las descritas anteriormente. Tener un buen juicio es importante.

ENDOPRÓTESIS VASCULAR

Un segundo procedimiento no quirúrgico para remover obstrucciones en un vaso sanguíneo, que se usa en combinación con la angioplastia, es el implante de una *endoprótesis vascular,* un dispositivo muy pequeño que mantiene el vaso sanguíneo abierto luego de una angioplastia. El cardiólogo identifica inicialmente la arteria "culpable", aquella en donde está el problema, la abre mediante el procedimiento de angioplastia e inserta la endoprótesis. Aunque los resultados pueden variar dependiendo de la magnitud del daño y de la experiencia del cardiólogo, en términos generales, la angioplastia —complementada con la endoprótesis— ofrece mejores resultados que si se practica como procedimiento único. Los cardiólogos también están utilizando endoprótesis vasculares que evitan el uso de medicamentos (DES, por sus siglas en inglés), las cuales han demostrado hasta la fecha mantener las arterias abiertas por más tiempo que las endoprótesis convencionales.

ATERECTOMÍA

Finalmente, su cardiólogo puede sugerirle que en lugar de una angioplastia o una endoprótesis vascular, se someta a un procedimiento llamado *aterectomía,* en el que se introduce un pequeño dispositivo en la arteria obstruida y se elimina la obstrucción. Solamente los cardiólogos más experimentados realizan aterectomías, y generalmente son menos efectivas que las angioplastias solas o en combinación con la endoprótesis vascular.

El cirujano llegó justo cuando el cardiólogo terminaba de explicarle a Adela las opciones. Los dos se reunieron, revisaron las radiografías de las arterias en un computador y estuvieron de acuerdo en que Adela necesitaba con urgencia una cirugía de *bypass* coronario. La hija de Adela ya había llegado y el cirujano Allan Reese les explicó a las dos lo que necesitaba hacer. Les explicó todo en detalle y respondió a sus preguntas. "Señora Jiménez, ¿puedo decirle Adela? Usted tuvo un ataque cardiaco porque tiene obstrucciones severas en las arterias que llevan sangre al músculo cardiaco. Su corazón sigue trabajando bien gracias a la rápida respuesta del médico de urgencias y del cardiólogo, pero es necesario operarla para que su corazón siga trabajando así. Usted mencionó que lleva un tiempo sintiendo dolor en las piernas al caminar. Eso sucede porque la sangre no alcanza a llegar a los músculos. Algo similar está ocurriendo con el corazón —que también es un músculo—, y cuando no obtiene la sangre que necesita, usted siente dolor, presión o una sensación de ahogamiento a la que llamamos angina. Sí, es cierto que su condición es delicada, pero permítame decirle lo que haremos para solucionar su problema; necesitamos construir una especie de desvío que le permita a la sangre circular *alrededor* de las arterias taponadas. Construiremos los desvíos o derivaciones utilizando arterias de su propio cuerpo: Las llamadas *arterias mamarias* de la pared torácica, y una parte de la vena que está justo encima del tobillo de una de sus piernas. Durante la operación, la conectaremos a una máquina que realiza las funciones del corazón y los pulmones mientras hacemos la derivación de las arterias obstruidas. Una vez terminemos, las desviaciones recién creadas le suministrarán sangre a su corazón.

Adela y su hija entendieron la gravedad de la situación y la necesidad de la cirugía, así que autorizaron al médico a realizarla. Hora y media después, Adela fue conducida al quirófano en una camilla, y de ahí en adelante todo sucedió con rapidez. Recibió la anestesia, le introdujeron un tubo de respiración por la garganta

Cirugía bypass

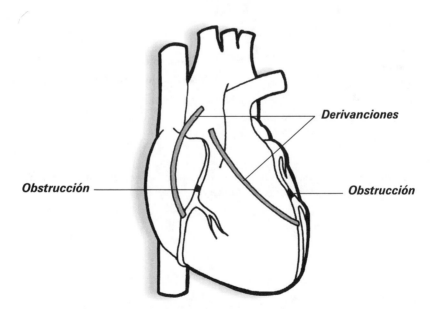

Luego de una operación bypass, *la sangre oxigenada se desvía de la obstrucción, y así alimento el corazón con la sangre necesaria.*

Bypass coronario usendo la arteria mamaria

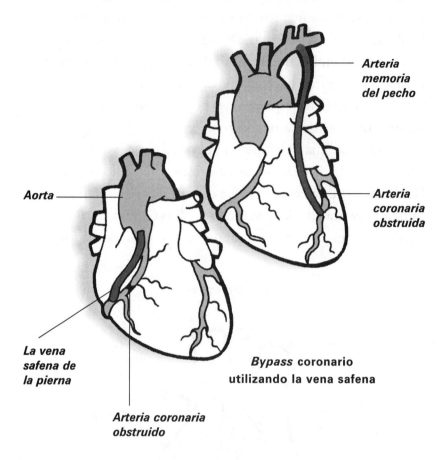

Arteria memoria del pecho

Aorta

Arteria coronaria obstruida

La vena safena de la pierna

Bypass coronario utilizando la vena safena

Arteria coronaria obstruido

La arteria mamarie, también llameda la arteris mamario interna, se puede utlizar para desvier un arteria coronaria obstruida y lo conectaron a un ventilador. Antes de iniciar la cirugía le practicaron algunos procedimientos importantes. Primero, las enfermeras limpiaron la piel de la pared torácica, el abdomen y las piernas con una solución alcohólica de yodo y luego le aplicaron una película adhesiva transparente impregnada de yodo. Los anestesiólogos confirmaron la identidad de Adela, el tipo de operación y verificaron que le hubieran administrado los antibióticos. Era hora de que el cirujano Reese iniciara su trabajo.

Su historia clínica

A la hora de la cirugía le pedirán su historia clínica, incluyendo una lista completa de los medicamentos que consume, la tarjeta del seguro médico y su testamento o poder, en caso de haberlos preparado.

Primero hizo una incisión en la mitad del pecho a lo largo del esternón. Mientras el doctor Reese dejaba expuesto el esternón con su bisturí, uno de sus asistentes hizo una incisión en la pierna izquierda arriba del tobillo y, luego de ubicar la vena de la pierna, removió un segmento de siete pulgadas. Al mismo tiempo, el doctor Reese separó el esternón por la mitad con la ayuda de una sierra. Después, un asistente levantó el lado izquierdo del esternón con un dispositivo parecido a un garfio, para que el cirujano extrajera la arteria mamaria de la pared torácica. Esta arteria se utiliza en los procedimientos de *bypass* porque suele estar libre de colesterol.

Para abrir el corazón, el doctor Reese cortó el saco fibroso que lo envuelve, mientras el anestesiólogo inyectaba un diluyente en la sangre de Adela a través de las venas, el cual impidió que la sangre se coagulara al entrar en los tubos de la máquina "corazón-pulmón". Introdujeron un tubo de gran tamaño en la aurícula derecha, la cámara del corazón que recibe la sangre sin oxígeno y la hace circular para que reciba oxígeno de nuevo. Insertaron otro tubo en la aorta, la gran arteria del corazón que transporta de nuevo la sangre oxigenada al organismo.

Los dos tubos fueron conectados a la máquina corazón-pulmón que realiza las funciones del corazón y los pulmones, oxigena la sangre y extrae el dióxido de carbono para luego bombear la sangre nuevamente al sistema arterial del paciente. De este modo, la sangre está en circulación continua mientras el cirujano realiza su labor.

Su corazón descansó cuando fue conectado a la máquina, pues ya no tenía que realizar la ardua labor de bombear la sangre por las arterias obstruidas. El doctor Reese hizo que el corazón dejara de latir mediante una solución fría especial, para así poder operar de una manera segura.

Detener el corazón también garantiza que el área de la cirugía esté libre de sangre y realizar así la delicada tarea de unir los injertos de las desviaciones a las arterias.

Cuando el doctor Reese terminó su trabajo, aumentaron nuevamente la temperatura del corazón y éste volvió a latir por sus propios medios. Todas las arterias obstruidas habían sido derivadas, y ya podían desconectar gradualmente el corazón de la máquina corazón-pulmón para que asumiera de nuevo sus funciones.

En este punto, el peligro que se debe evitar es el sangrado en el período post-operatorio. Se trata de una complicación común de la cirugía cardiaca y la causa puede deberse parcialmente al efecto prolongado del anticoagulante o a un escape de sangre de una de las áreas intervenidas. El sangrado también puede provenir de uno de los bordes del esternón o de las ramificaciones de las arterias mamarias que se han sellado en la pared torácica.

A continuación, el equipo del doctor Reese prestó gran atención a la pared torácica y al esternón para detectar zonas de sangrado y tomar las medidas necesarias. Cuando el área operada estuvo razonablemente seca, el doctor Reese pudo cerrarle el pecho, uniendo las dos mitades del esternón, y dejó un par de tubos de drenaje dentro de la cavidad torácica para permitir que cualquier acumulación de sangre u otros fluidos llegara hasta una cámara de recolección especial.

La última etapa fue relativamente fácil: Primero, el doctor Reese cerró las dos capas de tejido subcutáneo y luego cosió la piel con una sutura absorbible. Adela fue llevada nuevamente a la Unidad de Cuidados Intensivos, y le conectaron monitores que vigilaban los latidos del corazón, la presión arterial y el nivel de oxígeno en la sangre. También seguía conectada al ventilador mientras se recuperaba de los efectos de la anestesia.

En el transcurso de las horas siguientes se fue despertando, y cuando empezó a recuperar sus fuerzas pudo respirar por su propia cuenta. Reunió fuerzas para levantar la cabeza y su nivel de oxígeno en la sangre se normalizó, la enfermera de cuidados intensivos le quitó el tubo de respiración, permitiéndole respirar sin ayudas mecánicas, aunque todavía necesitaba un poco de oxígeno que le era proporcionado a través de una máscara.

Una semana después, Adela regresó a casa sabiendo que en pocas semanas se sentiría mucho más fuerte y recuperaría su nivel habitual de actividad. Sin embargo, al final de esa primera semana, podía caminar más y tenía mucha más energía que antes de la cirugía. Adela acababa de pasar por una de las más de 450.000 cirugías de derivación coronaria que se realizaron en Estados Unidos el año pasado.

En este viaje que hicimos con el doctor Reese por las etapas de la cirugía de *bypass* coronario, usted también tuvo la oportunidad de entender el propósito fundamental de esta cirugía: el de habilitar un canal limpio para el paso de la sangre alrededor del área obstruida. Generalmente eso significa redirigir la sangre desde la aorta hasta la arteria coronaria, más allá de la arteria obstruida.

Los cirujanos suelen bromear refiriéndose a sí mismos como "plomeros glorificados" y ahora usted entiende por qué. De lo que se trata es de reparar tuberías obstruidas. Cuando un plomero hace alguna reparación en casa, esperamos que duren por un tiempo, y lo mismo podemos esperar de los "arreglos" que realiza un cirujano.

OTRAS CIRUGÍAS COMUNES

Aunque hemos discutido con detenimiento la cirugía de *bypass*, hay otras intervenciones cardiacas comunes: 1) reconstrucción o reemplazo de una o más de las válvulas cardiacas (el corazón tiene cuatro), 2) operaciones en la aorta, y 3) operaciones de trasplante de corazón, sin mencionar otros procedimientos menos comunes.

Las cirugías de las válvulas del corazón se llevan a cabo cuando éstas presentan estrechamientos o goteos por acumulación de calcio u otras enfermedades, los cuales terminan por interferir con la labor de bombeo del corazón y lo dañan. El trabajo adicional que debe realizar el corazón, hace que el músculo cardiaco se vuelva grueso y se agrande, una condición conocida como "hipertrofia ventricular izquierda". En cuanto al goteo, cuando las válvulas del corazón gotean, el corazón generalmente se ensancha para contrarrestar el aumento en la cantidad de sangre que tiene que bombear.

Los cirujanos tienen dos opciones cuando se hace necesario reemplazar una válvula del corazón. Una de ellas es utilizar *válvulas mecánicas,* hechas de acero, poliéster y carbón. Estas válvulas pueden durar para siempre, pero los pacientes deben tomar warfarina por el resto de sus vidas para evitar la formación de coágulos en las válvulas. La warfarina, cuyo nombre comercial es Coumadin, es un medicamento anticoagulante. Las *válvulas biológicas* son elaboradas a partir de las válvulas de los cerdos o del pericardio (el saco que envuelve al corazón) de las vacas. Los tejidos para estas válvulas se obtienen en mataderos, se limpian y tiñen y luego se intervienen de manera que luzcan y funcionen como las válvulas humanas. A diferencia de las válvulas artificiales, las biológicas tienen vidas limitadas de aproximadamente 10 a 15 años. La ventaja que presentan es que los pacientes no tienen que tomar medicamentos anticoagulantes por el resto de sus vidas.

CIRUGÍAS DE LA VÁLVULA MITRAL

Con mucha frecuencia la válvula mitral, ubicada entre la cámara superior e inferior del lado izquierdo del corazón, debe ser reparada o reemplazada. El goteo de la válvula mitral es una causa frecuente de insuficiencia cardiaca y el desarrollo de técnicas para repararla fue uno de los grandes avances de la cardiocirugía. Cuando la válvula mitral se repara exitosamente, el pronóstico es muy bueno porque los cirujanos pueden mejorar el funcionamiento de la válvula original sin necesidad de sustituirla por una artificial. La sustitución de la válvula mitral suele ser necesaria solo cuando es muy estrecha.

TRASPLANTE DE CORAZÓN

Cuando el músculo cardiaco no puede latir adecuadamente a causa de una afección, el corazón se agranda con el tiempo, se hace menos eficiente y al final es incapaz de suplir las necesidades del cuerpo. A esta condición la llamamos insuficiencia cardiaca y algunas veces no tiene tratamiento. Cuando es extrema, el corazón debe ser reemplazado por uno que haya sido donado (trasplante de corazón), o ayudado por una bomba mecánica llamada "dispositivo de ayuda ventricular". Estas intervenciones se realizan únicamente en centros especializados.

CIRUGÍA DE ANEURIMSA AÓRTICO

Cuando la aorta se ensancha hasta alcanzar entre cinco y seis centímetros, existe el riesgo de que reviente. Si, independientemente de su tamaño, usted tiene un aneurisma aórtico y siente dolor en la espalda o el pecho, consulte a su doctor porque puede tener un riesgo mayor de ruptura. Estas arterias anormales o débiles son reemplazadas por tubos artificiales elaborados de un poliéster especial conocido como Dacron™. Puesto que la aorta tiene ramificaciones que van directamente al cerebro, siempre existe un riesgo de accidente cerebrovascular con este tipo de intervención quirúrgica. Los hospitales con amplia experiencia en cirugía aórtica suelen tener muy buenos resultados.

PREGUNTAS IMPORTANTES
PARA SU CIRUJANO

1. ¿Hay alternativas distintas a la cirugía?
2. ¿Qué pasa si no me la hago?
3. ¿Cuáles son los riesgos de esta cirugía?
4. ¿Cuántos de estos procedimientos ha realizado usted?
5. ¿Este es un centro especializado en estas intervenciones? ¿Alguno de sus colegas es especialista en este procedimiento?
6. ¿Hay una manera segura de hacer esta operación con un método menos invasivo? ¿Usted está en capacidad de realizar una cirugía menos invasiva?
7. ¿Usted hará la intervención quirúrgica?
8. ¿Me garantiza que lo veré después de la operación y durante el período de recuperación?

Así son las cosas. La cirugía cardiaca no es un mundo horroroso, sino un sistema bien establecido de reparación o reemplazo del corazón y sus arterias. Millones de personas están prolongando sus vidas y tienen más energía gracias a estos procedimientos. Así que la próxima vez que un amigo le cuente que su médico le recomendó una operación de corazón, anímelo a confiar en él, a buscar más información sobre la enfermedad y la cirugía, y a entender que la mayoría de los pacientes obtienen muy buenos resultados.

Capítulo 6

DETECCIÓN TEMPRANA DE LA ENFERMEDAD CORONARIA

U STED YA HA LEÍDO QUE LA ENFERMEDAD coronaria, o CAD, es la principal causa de muerte de los estadounidenses. Cada año, más de una tercera parte de las muertes que ocurren en los Estados Unidos son causadas por la CAD, la cual, pese a que afecta principalmente a las personas en edades media a avanzada, se presenta con frecuencia también en edades menores. Cada 26 segundos ocurre un ataque cardiaco en este país, y cada minuto muere alguien como consecuencia de uno. El 50 por ciento de los hombres y el 64 por ciento de las mujeres no habían presentado síntomas antes de que un infarto les ocasionara una muerte instantánea. Aunque la CAD ocurre en ambos sexos, cada año mueren más mujeres que hombres por causa de ataques al corazón. La CAD afecta a todas las razas y etnias.

La ciencia médica ha reducido de manera significativa el impacto de la CAD en la población estadounidense durante las tres últimas décadas, pero aunque los avances aumentan la capacidad que tiene un médico para evitar, diagnosticar y tratar

Los médicos han llegado a reconocer que el paciente es el centro del universo médico, y que todos los elementos de este universo giran en torno a él.

la CAD, ésta sigue cobrando más vidas que el accidente cerebrovascular, el cáncer, el HIV/SIDA, la violencia y, de hecho, que todas las demás causas de mortalidad.

La detección temprana de los factores de riesgo contribuye a que algunas personas eviten la enfermedad y que otras reciban el tratamiento más efectivo: el tratamiento temprano y oportuno. Usted ya sabe que dichos factores de riesgo incluyen la hipertensión, la diabetes, el consumo de cigarrillo, la obesidad y los altos niveles de colesterol en la sangre.

También sabemos que existen factores genéticos que predisponen a ciertos individuos a desarrollar la CAD. Aunque este progreso en la detección y la investigación médica ha ofrecido grandes beneficios en la detección temprana que conduce a una mejor salud y a una vida más larga, existe otro método más importante aún para la detección de la CAD: ¡Usted! Los médicos han reconocido que el paciente es el centro del universo médico, y que todos los elementos de ese universo giran en torno a él. Esto se aplica especialmente a la detección de la CAD. La información que usted le dé a su médico sobre sus síntomas o las señales que él observe durante su revisión médica anual, son herramientas importantes con las que debe trabajar. Veamos porqué.

La evidencia sugiere que la CAD puede presentarse a edades tempranas. Las autopsias realizadas a soldados muertos en la Guerra de Corea mostraron que muchos de estos jóvenes, algunos de los cuales eran adolescentes, ya tenían señales de arterioesclerosis, o más exactamente, de ateroesclerosis o placas grasosas en las arterias. Estas placas de grasa se consideran la primera fase de la

CAD. Esto fue descubierto hace varios años por el doctor Renu Virmani y su equipo de investigadores en el Instituto de Patología de las Fuerzas Armadas, en Bethesda, Maryland, develando el "punto de partida" más temprano que se conoce para el proceso de deterioro de la ateroesclerosis en nuestros sistemas. Como hemos aprendido a lo largo de esta investigación, la ateroesclerosis puede compararse con una bomba de tiempo dentro de nuestros cuerpos, la cual acumula potencia hasta finalmente explotar.

Pero luego de ver a todos los adultos aparentemente saludables de nuestro país, ¿cómo podemos decir quién lleva consigo esta bomba de tiempo? Las personas que se encuentran en las primeras etapas de la CAD no suelen desarrollar ningún síntoma exterior del proceso de la enfermedad que se desarrolla en su interior. La CAD no anuncia su presencia de manera temprana, y tampoco es la única enfermedad que puede surgir a una edad temprana pero que se revela lentamente o se oculta incluso por completo. La presión arterial elevada, los altos niveles de colesterol en la sangre y las enfermedades renales, operan casi de la misma forma, desarrollándose en silencio antes de causar problemas. El doctor actúa como un detective médico que tiene la misión de propinarle un ataque preventivo a la CAD antes de que esta enfermedad lo golpee a usted con un episodio cardiovascular que podría ser fatal.

En la CAD temprana, los médicos no suelen tener síntomas específicos con los cuales trabajar, y tienen que confiar en lo que les han mostrado las investigaciones; es decir, en aquellos indicadores que sugieren que usted se dirige a una etapa más letal de CAD. Uno de esos indicadores es el peso corporal, o más precisamente, el índice de masa corporal (IMC), que es la relación entre el peso y la estatura.

Un IMC que indique que usted tiene sobrepeso u obesidad debe tomarse en serio. Un IMC elevado constituye un factor de

Desde 1970 se ha duplicado el sobrepeso en niños de 2 a 5 años, y se ha triplicado entre los 6 y los 19 años.

riesgo para la CAD, al igual que la diabetes, la hipertensión y los altos niveles de colesterol en la sangre. Para empeorar las cosas, los niños con sobrepeso se convierten en adultos obesos. Desde 1970 se ha duplicado el sobrepeso en niños de 2 a 5 años, y se ha triplicado entre los 6 y los 19 años. Se estima que para el 2035 podrían presentarse unos 100.000 casos de CAD como consecuencia del incremento del sobrepeso y la obesidad, algo que no sucedería si las personas prestaran atención a su IMC y a otros factores.

Para la población adulta norteamericana en general (hay cierta variación entre géneros y grupos étnicos), consideramos un IMC inferior a 18,45 como bajo peso; de 18,5 a 24,9 como normal; de 25 a 29,9 como sobrepeso; y obesidad cuando es superior a 30.

Usted puede calcular su IMC en línea utilizando la calculadora que ofrecen los Centros para el Control de la Enfermedad del Departamento de Salud y Servicios Humanos de los EE.UU. (http://www.cdc.gov/nccdphp/dnpa/bmi/adult_BMI/english_bmi _calculator/bmi_calculator.htm.) Si usted no tiene un computador, su bibliotecario local puede ayudarle. El cálculo tarda menos de un minuto y sólo tiene que ingresar su estatura y su peso en la calculadora en línea. Para los niños se utiliza un cálculo diferente.

¿Qué tan confiable es un IMC? Un artículo publicado recientemente en el *New England Journal of Medicine*, la revista más respetada en el campo de la medicina, informó sobre un estudio realizado en Dinamarca en el que se les hizo un seguimiento a los individuos desde la infancia hasta los 46 años. El cálculo del IMC en su infancia revelaba una relación positiva con la enfermedad coronaria, que fue mayor en niños de 7 a 13 años y en niñas de 10 a 13 años, y la relación aumentó con la edad: Fue mayor en los niños que en las niñas. Esto indica que un IMC elevado en la infancia podría ser un indicador de CAD en el futuro. Dicho de otra manera, si sus hijos tienen sobrepeso en la infancia, podrían tener un mayor riesgo de desarrollar CAD en la edad adulta. Al saber esto, usted debe hacer todo lo posible por eliminar esta amenaza para sus hijos y para usted mismo: Hombre prevenido vale por dos.

ALERTAS TEMPRANAS

Usted sabe que tiene sobrepeso, pero ha gozado de buena salud y no quiere realizar cambios en sus hábitos alimenticios ni en sus actividades. Usted tenía una constitución atlética cuando estaba joven, pero en los últimos dos años ha seguido la política de evitar los movimientos innecesarios. ¿Por qué caminar cuando puede ir en auto? ¿Por qué subir las escaleras si hay un ascensor?

Pero resulta que su mejor amigo o amiga sufre un ataque al corazón y tarda casi un año en recuperarse por completo. Usted ha confiado en que su cuerpo se encargue de sí mismo, pero ahora comienza a preguntarse: ¿Ese peso que ha llevado con tanta despreocupación podría suponer una amenaza para su salud o incluso para su vida? Y entonces usted comienza investigar. ¿Hay señales que usted pueda considerar como signos tempranos de advertencia, semejantes a esa luz en el tablero de su auto que le dice que necesita una revisión mecánica?

Lo cierto es que sí las hay. La primera señal de CAD para muchas personas es un dolor en el pecho, que los médicos han llamado desde hace casi trescientos años por su nombre en latín: *angina pectoris*. Usted ya sabe que cuando su corazón no está recibiendo la sangre suficiente (isquemia del miocardio), siente mucho dolor, al cual se le llama angina, una dolencia que generalmente se localiza en la parte central y frontal del pecho, debajo del esternón o también en ambos lados. Sin embargo, puede sentirse en otras áreas del cuerpo, como en la mandíbula,

Si sus hijos tienen sobrepeso en su infancia, podrían tener un mayor riesgo de desarrollar CAD en la edad adulta.

el brazo o la espalda, extenderse o bajar al brazo izquierdo, subir al cuello o propagarse por la espalda.

La angina se presenta generalmente por un incremento en la actividad. El dolor puede surgir cuando usted está activo o en reposo. También puede despertarlo, en cuyo caso es una señal especialmente grave.

La angina suele describirse como un dolor desgarrador, como si alguien se hubiera infiltrado en su pecho y le estuviera apretando el corazón. Los pacientes describen este dolor con el puño cerrado en sus pechos. Algunas personas dicen que un dolor de angina agudo se siente "como si un elefante se hubiera sentado en mi pecho".

Pero la angina puede confundirse también con una indigestión o con "cólicos de gases". Muchas veces, las personas tratan de aliviar su dolor con antiácidos, generalmente con pocos resultados. Otros describen una sensación semejante a la de una puñalada. Algunas personas no experimentan la CAD como un dolor, sino más bien como un "malestar"; es decir, como una sensación de incomodidad difícil de describir.

La situación es mucho más confusa, pues no todos experimentan las dolencias que acabamos de describir. La CAD puede anunciarse con un episodio repentino de sensación de ahogo, sudoración abundante, vértigo o mareo, náuseas, vómito y palpitaciones, las cuales se describen como un aceleramiento del corazón y como una sensación de que el corazón da "saltos mortales" en el pecho. Esta sensación puede ser consecuencia de una alteración de los latidos regulares del corazón (arritmias), la cual es otra señal de alerta grave.

Veamos un caso para ilustrar lo que puede suceder cuando una persona desarrolla CAD. Frank Bidler es un dentista estadounidense de raza blanca de 45 años. Vive con su esposa Loretta y con sus dos hijos en un exclusivo suburbio en Phoenix, Arizona, y se enorgullece de cuidarse y de hacer lo propio con su familia.

Frank siempre ha gozado de buena salud (a excepción de lo que él llama "una pizca de presión alta"). Su médico de cabecera le ha ordenado que tome siempre sus medicinas para la presión. Frank sabe lo que eso significa y hace lo posible para cumplir con las recomendaciones del médico. Juega golf dos veces a la semana con un grupo de amigos; evita lo que sabe que puede afectar su salud (no fuma y bebe sólo un vaso o dos de whisky de malta en las rocas unas tres veces por semana; descansa lo suficiente (duerme un promedio de cinco o seis horas, algo que considera adecuado para cumplir con sus exigencias familiares y profesionales); evita el estrés (va al cine un par de veces al mes en compañía de su esposa; cada año se toma una semana de vacaciones con su familia) y consume alimentos saludables (evita las comidas rápidas y consume dos porciones de vegetales en la cena, aunque no puede resistirse a los excelentes bistecs ni a las suculentas chuletas que disfrutan dos veces a la semana, y le agrega una pizca de sal a esas deliciosas papas fritas, aunque trata de ser cuidadoso).

Últimamente, sin embargo, Frank ha descubierto que el cine y la semana de vacaciones no son suficientes para controlar su estrés. Siente presiones financieras, cada vez trabaja más y se siente con menos energía cuando llega a casa. Ha aumentado un poco su dosis de licor. "El whisky me ayuda a relajarme", señala, y bromea diciendo que "me evita las preocupaciones". Frank es un hombre optimista y centrado y no se preocupa demasiado por lo que ha estado sintiendo últimamente. *Ya se me pasará*, piensa.

Sin embargo, Frank sintió lo que llama una "punzada" de dolor al lado derecho del esternón al levantarse una mañana de la cama, y tenía la sensación de que su corazón le latía muy rápido. Se acostó de nuevo y el dolor desapareció un par de minutos después. Pero diez minutos más tarde se levantó de nuevo, y volvió a sentir el dolor y los latidos acelerados.

Frank no se preocupó demasiado. *Probablemente comí una gran cantidad de los deliciosos espaguetis y albóndigas de carne que Loretta preparó anoche*, pensó. Tomó un Alka-Seltzer Plus® antes del desayuno y se convenció de que eso funcionaría.

Al día siguiente, mientras veía el programa deportivo "Monday Night Football", volvió a sentir los mismos síntomas, pero esta vez el dolor fue más fuerte, *de cinco en una escala de diez*, pensó él, y más prolongado. Aunque estaba sentado y sin moverse, Frank vio que estaba sudando. Empezó a preocuparse y le dijo a Loretta lo que estaba sintiendo.

Ella se puso en acción de inmediato. Ignoró las débiles protestas de Frank y llamó al 911. Dijo que creía que su esposo estaba sufriendo un ataque al corazón y pidió ayuda. A continuación trituró dos tabletas de aspirina y se las dio a su esposo. Los paramédicos llegaron tres minutos después y le tomaron la presión: estaba alta y su ritmo cardiaco era rápido e irregular. Le sacaron un electrocardiograma (ECG) que reveló isquemia del miocardio y latidos acelerados del corazón.

Los paramédicos le practicaron una terapia intravenosa y llamaron al médico de la sala de emergencias del hospital, quien analizó el ECG que le enviaron por vía electrónica. Dio instrucciones para que le administraran un agente "trombolítico" y le pusieran un monitor cardiaco.

Cuando Frank llegó a la sala de emergencias, el médico lo atendió de inmediato y repitió el ECG. Éste segundo examen mostraba que el corazón se había estabilizado, pero el diagnóstico era síndrome coronario agudo (SCA), es decir, una verdadera emergencia cardiaca. El médico de emergencias le extrajo un poco de sangre para examinar las enzimas cardiacas que son liberadas cuando las células cardiacas sufren daño, y ordenó con urgencia otros exámenes del laboratorio.

El médico continuó con la terapia intravenosa del trombolítico e internó a Frank en la Unidad de Cuidados Coronarios (UCC) del hospital, donde continuaron tratándolo y practicándole estudios de diagnóstico. Cuando el médico recibió los resultados de los exámenes, le dijo a Frank que no había sufrido un ataque cardiaco clásico ni un infarto del miocardio, sino una insuficiencia coronaria aguda. Esta condición indicaba que se había presentado una acumulación de "placa" de colesterol y

---

Tal vez nada de lo que digamos en este libro pueda ser más importante que lo siguiente:

- Si cree que está sufriendo un ataque cardiaco, tome dos aspirinas, trituradas y llame al 911. Mantenga la calma.

- No llame a su médico ni al hospital local: llame sólo al 911.

- No se le ocurra conducir ni permita que sus seres queridos lo hagan. Espere a que llegue la ambulancia; de ese modo recibirá un tratamiento más rápido durante las fases iniciales del ataque al corazón y tendrá más oportunidades de sobrevivir.

- Si otra persona sufre un ataque, llame al 911. No es el momento para negarse o discutir: su vida pende de un hilo.

otras sustancias en una de las arterias que suministran sangre y oxígeno al músculo cardiaco, bloqueando así el ingreso de sangre y oxígeno. Específicamente, la placa que había en la arteria coronaria de Frank se rompió, formando un coágulo que bloqueó el flujo sanguíneo en la arteria. La rápida administración de la aspirina y del medicamento trombolítico le ayudaron a que la arteria se abriera de nuevo.

Adicionalmente, le ordenaron una angiografía coronaria, procedimiento que consiste en insertar un tubo largo o catéter en el corazón a través de una arteria de la pierna. Acto seguido, se inyecta una tintura en las arterias coronarias que les permite a los médicos ver el bloqueo y eliminarlo al insertar una pequeña bomba dentro de la arteria coronaria (angioplastia). Este procedimiento incluye también el implante permanente en la arteria de un pequeño tubo rígido llamado cánula, que mantiene las arterias abiertas. Estos procedimientos, junto con algunos medicamentos muy importantes, podrían ayudarle a Frank a evitar un ataque al corazón en el futuro.

LA IMPORTANCIA DE LA DETECCIÓN TEMPRANA DE LA CAD

¿Qué mensaje nos da el caso de Frank sobre la importancia de la detección temprana de la CAD? Que un ataque cardiaco puede ocurrirle a cualquier persona, en cualquier momento, aunque tenga un aspecto saludable. Y como usted ya sabe esto, debe prepararse —al igual que Loretta— para reconocer las señales tempranas de los problemas en el corazón. La angina, como en el caso de Frank, envía una clara señal de que algo no anda bien dentro de su pecho, y que usted debe tomar medidas inmediatas para proteger su corazón o el de un ser querido. Mientras más tarde en reaccionar a la primera alerta, mayor será la posibilidad de que su corazón sufra daños. Como señalan los cardiólogos, "el tiempo es músculo", para indicar que usted debe tomar medidas inmediatas cuando siente esa punzada de dolor que pensaba que se debía a una indigestión. Por supuesto que usted podría equivocarse, y que realmente no se trate de un ataque al corazón, pero es mejor prevenir que lamentar.

Frank tuvo suerte de que esta tardanza no le produjera una incapacidad permanente o incluso la muerte. También tuvo la suerte de que su esposa Loretta hubiera aprendido a enfrentar un evento cardiaco agudo luego de asistir a una feria de salud en la que aprendió cuáles son las señales de alerta, los beneficios de la aspirina y llamar de inmediato al 911. Frank y su familia han tomado un curso de resucitación cardiopulmonar (CPR, por sus siglas en inglés), y han hecho un *cambio radical en su estilo de vida*, consumiendo alimentos saludables para el corazón, prestándole atención a sus IMC, y siendo conscientes de que un IMC elevado puede ser un factor de riesgo para sufrir episodios de CAD. Adicionalmente, hacen ejercicio con frecuencia; Frank ha entendido que el ejercicio es una de sus prioridades y que debe sacar tiempo para hacerlo. Finalmente, ellos han aprendido varias formas de manejar el estrés y evitar la tensión innecesaria, sacando tiempo para relajarse, descansar y dormir de manera adecuada (vea el capítulo 8 para más información sobre cómo disminuir el estrés).

Aunque todavía se encuentran en fase experimental, se están desarrollando nuevas herramientas tecnológicas que pueden alertar al paciente cuando va a sufrir un ataque al corazón. Una de ellas es un monitor similar a un Bluetooth, utilizado por el paciente, que funciona por medio de un teléfono celular, el cual llama al paciente cuando se detecta un ECG anormal o una arritmia. Otro dispositivo utiliza un sistema de localización global o GPS similar al de algunos automóviles, conectado a un satélite en

Recuerde que aunque usted debe trabajar siempre con su médico si tiene un problema cardiaco, ¡¡su vida está básicamente en SUS manos!!

órbita con la Tierra, que no sólo puede monitorear al paciente, sino también señalar su ubicación y alertar al paciente y al hospital. Se espera que dichos dispositivos sean más valiosos en pacientes que ya han sufrido un ataque cardiaco, y no en personas como Frank, que es el caso que acabamos de presentar. Sin embargo, estas novedades de la "era espacial" no son todavía una realidad completa. Por ahora, usted debe confiar en sí mismo y en su equipo de proveedores de atención médica para que sean así los "guardianes" de su supervivencia.

Los cardiólogos hablan de la "hora dorada", el lapso que va desde el comienzo de los síntomas de un ataque cardiaco hasta el momento en que pueden ocurrir daños graves —y quizá irreversibles— o incluso la muerte. Este es el lapso en el que los médicos pueden hacer el mayor esfuerzo para salvarle la vida. Obviamente, mientras más rápido actúe usted cuando sienta ese primer síntoma, más oportunidades tendrá de sobrevivir.

Recuerde que aunque siempre debe trabajar con su médico si tiene un problema cardiaco, ¡su vida está básicamente en SUS manos! Usted ya sabe que una dieta sana, el ejercicio y la disminución del estrés pueden mantenerlo en el camino a un corazón saludable. ¡No deje que la vida se le escurra entre los dedos!

Capítulo 7

ELEGIR QUÉ COMER Y RECETAS SALUDABLES PARA EL CORAZÓN

POR MÁS QUE SIGAMOS AMANDO las recetas que nos transmitieron nuestros antepasados, actualmente sabemos que por el bien de nuestro corazón, debemos disminuir no solo el consumo de calorías, sino también el de grasas saturadas, colesterol y sodio. También debemos aumentar el consumo de frutas y verduras, granos enteros y consumir grasas mono insaturadas en lugar de mantequilla y manteca de cerdo.

El siguiente es un cálculo aproximado de las calorías que necesitamos:

- 1.600 calorías para la mayoría de las mujeres y adultos mayores.
- 2.200 calorías para los niños, mujeres adolescentes, mujeres activas y la mayoría de los hombres.
- 2.800 calorías para los hombres adolescentes y hombres adultos activos.

Aunque la mayoría de los alimentos contienen varios tipos de grasas, podemos clasificarlos de acuerdo con las que predominen en ellos. Así, las grasas saturadas se encuentran en productos animales como la carne, la leche entera y la manteca de cerdo, y en productos lácteos como el queso, el helado y la mantequilla. Ciertos aceites vegetales como el aceite de palma, de palmaste, el aceite de coco y la mantequilla de cocoa, son fuentes de grasas saturadas. Este grupo de grasas, también llamadas grasas tropicales, no contienen colesterol aunque son altamente saturadas, pero tienen el inconveniente de elevar el colesterol en la sangre, al igual que cualquier otro tipo de grasas saturadas. Un alimento como las papas fritas puede estar "libre de colesterol" y aún así ser alto en grasas saturadas. Tenga en cuenta que, actualmente, la usual estrategia de mercadeo que anuncia que un alimento no contiene colesterol, puede significar simplemente que usted debe leer con más detenimiento la etiqueta de información nutricional.

A pesar del peligro que las grasas representan para el cuerpo, éste las necesita, ya que son una buena fuente de energía, ayudan a mantener la salud del sistema nervioso y evitan el deterioro mental. Esta necesidad se suple mejor con las grasas mono insaturadas, que en lugar de aumentar el nivel de colesterol malo, realmente lo disminuye y, adicionalmente, aumenta el colesterol bueno.

El aceite de oliva es una gran fuente, así como los de maní y canola, y por eso recomendamos que los utilice tanto como sea

---

Tenga en cuenta que la actual estrategia de mercadeo que anuncia que un alimento no contiene colesterol, puede significar simplemente que usted debe mirar con más detenimiento la etiqueta de información nutricional.

---

posible en sus preparaciones en reemplazo de las grasas saturadas. Las grasas mono insaturadas se encuentran en muchos pescados y en la comida de mar (la macarela y el salmón son especialmente ricos en ellas), en las nueces, las aceitunas y el aguacate.

Las grasas poli insaturadas, también efectivas para bajar los niveles de colesterol, se encuentran en el cártamo, el girasol, el maíz, la soya, las semillas de algodón y de ajonjolí. Su problema es que reducen los niveles de colesterol malo, pero también disminuyen los del colesterol bueno.

Si quiere tener una idea más clara de cómo funcionan estas grasas, piense en lo siguiente: Mientras más sólida sea una grasa a temperatura ambiente, más saturada será. La manteca de cerdo y la vegetal son muy sólidas, y por lo tanto son muy saturadas. La margarina y la mantequilla en barra también son bastante sólidas, es decir, muy saturadas. La margarina y mantequilla blandas son más saludables, los aceites lo son mucho más y el aceite en aerosol es la mejor opción de todas.

Veamos ahora los ácidos grasos omega-3 que se encuentran en el pescado, en los aceites de pescado y en la canola. La canola es tan efectiva para reducir el colesterol y los triglicéridos en la sangre, que la recomendamos por encima del aceite de oliva (los ácidos grasos omega-3 también se encuentran en la soya, en ciertas nueces y semillas).

Aunque es posible adquirir aceite de pescado en las tiendas de alimentos naturales, una fuente más adecuada y económica es a través de una dieta que incluya pescados y mariscos (al menos una o dos veces por semana). Recuerde que incluso el pescado más graso (el salmón) es mucho más magro que cualquier corte de carne de res; lo mismo se aplica para los camarones, los escalopes, la langosta y más. Algunas personas evitan estos alimentos por su contenido de colesterol, pero el beneficio que aportan por sus ácidos grasos compensa ampliamente esta desventaja. En cuanto a la mantequilla y la salsa tártara, es mejor que las consuma con moderación.

Si lee con detenimiento la lista de ingredientes de los alimentos procesados que usted guarda en la despensa, descubrirá otro tipo de aceite, conocido como aceite vegetal parcialmente hidrogenado. Ahora que ya sabe de su existencia, limite su consumo al máximo. Aunque en principio es un aceite vegetal saludable, es hidrogenado durante su proceso para prolongar la vida del producto que lo contiene, y lo cierto es que este proceso de hidrogenación hace que el aceite sea muy saturado. Estas grasas, también conocidas como ácidos grasos trans, no solamente elevan el colesterol, sino que implican un factor riesgo para ciertos tipos de cáncer.

Consumir el tipo adecuado de grasas puede disminuir el riesgo de sufrir enfermedad coronaria y ataque cardiaco. No obstante, las grasas son grasas, y esto significa que siempre aportarán calorías. Cuando consumimos más calorías de las que quemamos, las calorías adicionales se almacenan en forma de grasa corporal, sin importar la fuente de la que provengan. En teoría, las personas son conscientes de esto, y por eso vemos tantos productos que no contienen grasas en las tiendas de víveres. Desafortunadamente, no parecen haber servido de mucho. Aunque les han ayudado a los estadounidenses a reducir su consumo de grasas del 36 al 34 por ciento de su promedio de calorías diarias, ¡durante el mismo periodo se ha registrado un aumento de ocho libras por persona!

El problema puede radicar en que los alimentos que no contienen grasas, ya sean comidas completas o alimentos procesados, no nos dejan tan satisfechos como los alimentos que sí las contienen, por lo cual terminamos comiendo más y consumiendo más calorías. No se engañe creyendo que si un alimento no contiene grasas, usted puede comer todo lo que quiera. Ése podría ser un error de "peso".

Los sustitutos de las grasas ofrecen algunos de los beneficios de éstas, pero contienen menos calorías. Algunos de estos productos (celulosa micro cristalina Avicel, goma guar y goma arábiga) llevan mucho tiempo en el mercado y se consideran seguros para la salud. Hay otro grupo de sustitutos de las grasas en el mercado, el más conocido de los cuales es Olestra. Varios de ellos siguen siendo altos en grasas saturadas y en calorías, por lo que recomendamos que los utilice en pocas cantidades y con precaución.

SODIO

Es hora de saber todo lo que siempre quiso sobre la sal. Usted ya sabe lo principal: Si tiene presión arterial elevada o es sensible a la sal, debe seguir una dieta hiposódica (2.000 a 3.000 miligramos por día) porque la sal puede empeorar la hipertensión. Para el resto de nosotros, se recomienda una dieta con control de sal, con un consumo de 3.000 a 4.000 miligramos al día (un rango muy generoso).

Aunque la mayoría de nosotros no pensamos mucho si somos sensibles o no a la sal, es importante vigilar la cantidad que se consume. Así que para no tentar al destino, y dada la alta tasa de hipertensión que existe en este país hoy en día, es muy probable que usted se haga un favor al reducir la sal, si es que no se decide a eliminarla por completo.

Prescindir del cloruro de sodio es en realidad más fácil de lo que usted pueda imaginar. El gusto por la sal es algo aprendido y eso significa que es posible desaprenderlo. Luego de dos meses de no agregarle sal a su comida, sus papilas gustativas se habrán vuelto tan sensibles que los alimentos que contienen sal le pare-

cerán salados y usted se dará cuenta de que su lengua está des-
cubriendo un verdadero espectro de nuevos placeres en todos los
sabores que antes estaban ocultos por la sal.

La parte difícil es que aunque usted no crea que muchos alimentos preparados sean particularmente salados, en realidad
contienen sodio. Por ejemplo, media taza de pudín instantáneo
con sabor a chocolate contiene 470 miligramos de sodio, y dos
lonjas de tocineta contienen 245 miligramos. El queso, las carnes
curadas, las sopas enlatadas, la salsa de tomate comercial, muchos
alimentos procesados y comidas rápidas, los alimentos que contienen glutamato monosódico (muy utilizado en la comida
china) y los alimentos horneados con bicarbonato de sodio y
polvo de hornear, tienen un alto contenido de sodio.

Por lo tanto, le recomendamos preparar sus propios platos, y
así tendrá la oportunidad de que usted y su familia se alimenten
con productos saludables y controlen la cantidad de sal que consumen. Si luego de una dieta sin sal siente ansiedad de con-
sumirla, usted se puede dar el lujo ocasional de comer nueces
saladas o papitas fritas. Pero tal vez entonces se dará cuenta de
que no necesita la sal en absoluto. El uso de hierbas y especias le
dará a su comida un nuevo tipo de sabor que a usted y a su
familia puede parecerle más delicioso que la sal.

FIBRA

Otro regalo nutricional que usted puede hacerle a su corazón es
consumir fibra (llamar a la fibra "nutricional" es un poco erró-
neo, ya que no toda la fibra se digiere. La fibra no soluble pasa por
los intestinos, absorbe agua del organismo y luego es eliminada).

Las dietas ricas en fibra reducen el colesterol. Según un estudio realizado a dos grupos de personas sometidas a un régimen

de reducción de grasas, quienes consumieron 25 gramos de fibra al día disminuyeron su colesterol en un 13 por ciento, y aquellas que no la consumieron redujeron su colesterol en un 9 por ciento. Aún no se sabe por qué la fibra disminuye el colesterol. Una teoría sugiere que es posible que se adhiera al colesterol y a los ácidos biliares de los intestinos, evitando que el organismo los absorba, de modo que son expulsados junto con otros desechos corporales.

Otro regalo nutricional que usted puede hacerle a su corazón es consumir fibra.

El modo de funcionamiento de la fibra, sumado al hecho de que ayuda a prevenir el cáncer de colon y otros problemas intestinales (la pectina, un tipo de fibra que se encuentra en las manzanas, los pomelos y las naranjas, pueden ofrecer una protección especial contra las enfermedades cardiacas), son razones importantes para consumir entre 20 y 30 gramos diarios. La fibra soluble se encuentra en el salvado de avena, los frijoles y otras legumbres, en la cebada, las ciruelas pasas y en varias frutas y verduras. Si usted no suele incluir estos alimentos en su dieta, puede consumir fibra del psyllium, un cereal natural que se cultiva en India y que se conoce comercialmente como Metamucil, Fiberall, y Perdiem.

Debido a que la fibra absorbe agua del cuerpo durante su recorrido, es importante beber más agua si piensa consumir más fibra. Es cierto que una dieta rica en fibra puede causar distensión estomacal y gases, pero, el problema desaparece generalmente tan pronto la fibra se convierte en un componente habitual de su dieta. Si experimenta problemas de gases, puede solucionarlos con una enzima comercializada con el nombre de Beano, la cual puede adquirir sin prescripción médica. Si su problema se debe al consumo de frijoles —que son una buena fuente de fibra—

agregue ? de cucharadita de polvo para hornear al agua con que los remoja antes de cocinarlos.

VITAMINAS

Las vitaminas, ingeridas como parte de una dieta saludable y variada o en suplementos, son importantes para mantener el buen estado de su corazón, y pueden ayudar a prevenir o a aliviar el estrés. Su médico debe ser quien le recomiende tomar suplementos vitamínicos.

LA NUTRICIÓN Y LA TIENDA DE VÍVERES

Ahora que ya establecimos algunos principios generales sobre nutrición, vámonos de compras. Los productos del campo no representan ninguna dificultad: Usted querrá comprar una gran cantidad de frutas, verduras, cereales enteros y productos lácteos bajos en grasa y en colesterol. Ahora viene la parte difícil: ¿Cómo saber qué está comprando realmente cuando lleva alimentos empacados y preparados? Estos son algunos aspectos importantes que usted debe saber sobre la lista de ingredientes que aparece en todos los alimentos empacados.

- Las partes más importantes de las etiquetas son la *lista de ingredientes* y la *información nutricional.*
- Los ingredientes se enumeran según la cantidad presente en el producto, en orden descendiente.
- Los tipos de grasas —saturadas, mono insaturadas, poli insaturadas— y el orden en que aparecen en la lista son importantes, así que présteles atención. Los fabricantes suelen utilizar dos o más tipos de grasas, y las enumeran

de manera separada, de modo que es probable que las grasas no aparezcan listadas como un ingrediente importante, cuando en realidad lo son, así que fíjese bien.

- Tenga en cuenta que cuando una etiqueta dice que un producto no contiene colesterol, esto no es completamente cierto. Un producto sin colesterol puede ser muy alto en grasas, ¡y contener incluso grasas saturadas!

- Algunos productos que son aceptables en pequeñas porciones, aportan grasas excesivas a la dieta si se consumen en grandes cantidades. Verifique el tamaño de la porción en las etiquetas de información nutricional.

Antes de salir de casa, haga una lista de compras que incluya una cantidad suficiente de alimentos básicos y de primera necesidad, de manera que duren hasta la próxima visita a la tienda o al supermercado.

¿Ya terminó de hacer las compras? Sabemos que le tomó más tiempo de lo habitual porque tuvo que leer todas las etiquetas, pero la próxima vez tardará menos. De todos modos, ya está en casa y es hora de empezar a pensar en cocinar y en comer.

Como usted ya ha entrado en la onda de la comida baja en grasas, deberá hacer algunos cambios. Las grasas cumplen varias funciones: Ayudan a humedecer los alimentos, realzan o mejoran el sabor, les dan más textura a los alimentos cuando entran a la boca y nos hacen sentir satisfechos. Al hacer la transición a las comidas bajas en grasas, uno de los ajustes que deberá hacer para que ni usted ni su familia se sientan privados del sabor, es darle vida a su alimentación con nuevas hierbas y especias.

Se dice que muchas hierbas y especias son buenas para la salud, pero además tienen un sabor increíble. Pruebe tantas como

EL VERDADERO SIGNIFICADO DE LA INFORMACIÓN DE LAS ETIQUETAS

LO QUE DICE LA ETIQUETA	LO QUE REALMENTE SIGNIFICA
No contiene calorías	Menos de 5 calorías
Bajo en calorías	40 calorías o menos
Light	$^1/_3$ menos de calorías o 50% menos de grasas que el producto estándar. Si más de la mitad de las calorías son grasas, se debe reducir el contenido de éstas en un 50% o más.
Bajo en sodio	50% menos sodio que el producto estándar
No contiene grasa	Menos de ? gramo de grasas
Bajo en grasa	3 gramos o menos de grasas
No contiene colesterol	Menos de 2 miligramos de colesterol y 2 gramos o menos de grasas saturadas
Bajo en colesterol	20 miligramos o menos de colesterol y 2 gramos o menos de grasas saturadas
No contiene sodio	Menos de 5 miligramos de sodio
Muy bajo contenido de sodio	35 miligramos o menos de sodio
Bajo en sodio	140 miligramos o menos de sodio
Alto contenido de fibra	5 gramos o más de fibra

Guía de etiquetas

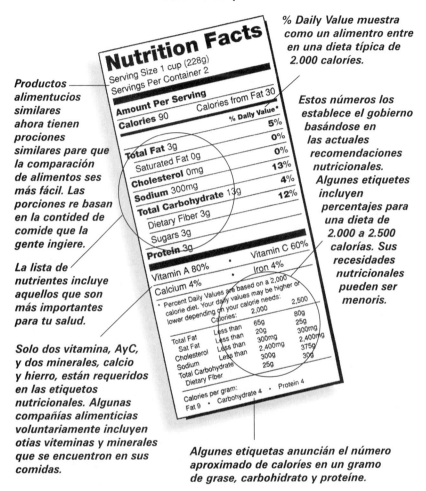

% Daily Value muestra como un alimentro entre en una dieta típica de 2.000 calorías.

Productos alimentucios similares ahora tienen prociones similares pare que la comparación de alimentos ses más fácil. Las porciones re basan en la contided de comide que la gente ingiere.

La lista de nutrientes incluye aquellos que son más importantes para tu salud.

Solo dos vitamina, AyC, y dos minerales, calcio y hierro, están requeridos en las etiquetos nutricionales. Algunas compañías alimenticias voluntariamente incluyen otias viteminas y minerales que se encuentron en sus comidas.

Estos números los establece el gobierno basándose en las actuales recomendaciones nutricionales. Algunos etiquetes incluyen percentajes para una dieta de 2.000 a 2.500 calorías. Sus recesidades nutricionales pueden ser menoris.

Algunes etiquetas anuncián el número aproximado de calorías en un gramo de grase, carbohidrato y proteíne.

Nota: Los números en las etiquetas nutricionales pueden estar redondeadeos.

sea posible para decidir cuáles de ellas y en qué combinaciones satisfacen mejor su paladar. Para que tenga una idea de todas las posibilidades que están a su alcance, usted puede conseguir en el mercado jengibre fresco rallado, cáscara de limón, mostaza seca, chiles picantes, frutas deshidratadas y verduras secas (como tomates) que le darán color e intensidad a sus comidas como nunca imaginó. En los estantes de los supermercados también encontrará una variedad de mezclas de especias sin sal.

En cuanto a la comida en sí, no necesita abandonar sus recetas, aunque probablemente quiera agregar otras nuevas para darle un sello particular a su nuevo estilo de cocina. La mayoría de las recetas se pueden adaptar fácilmente y transformar en versiones bajas en grasas, simplemente reemplazando ingredientes altos en grasas totales, en grasas saturadas o en colesterol, por alternativas más bajas en grasas. Algunas veces deberá eliminar por completo un ingrediente, pues no hay ninguna alternativa baja en grasas. Usted también puede reducir la cantidad de ese ingrediente en sus platos.

Recuerde que mientras aprende este nuevo estilo de alimentación, necesitará examinar cuidadosamente cada ingrediente para disminuir la cantidad de grasas empleadas en la receta que esté preparando. Puede ser tan sencillo como freír en una sartén antiadherente con un poco de aceite vegetal en aerosol, en vez de agregar mantequilla o aceite en grandes cantidades, o tal vez reemplazar la carne de res molida por la del pavo, la cual tiene 50 por ciento menos de grasas saturadas que otras carnes molidas.

La siguiente es una lista de alimentos que puede sustituir cuando esté cocinando y algunos que funcionan si usted come afuera.

LISTA DE SUSTITUCIONES

En lugar de	Utilice
1 cucharada de mantequilla	1 cucharadita de margarina o ¹/₄ cucharada de aceite de canola, maní u oliva.
1 taza de mantequilla	³/₄ taza de aceite de oliva o canola
1 taza de manteca vegetal	²/₃ taza de aceite de oliva o canola
1 huevo entero	2 claras de huevo o ¹/₄ de sustituto de huevo
1 taza de sour cream	1 taza de yogurt bajo en grasa (natural), leche entera/descremada o leche al 1%
1 taza de crema de leche	Leche evaporada descremada o leche evaporada
Crema batida o cubierta con grasas saturadas	Crema batida presurizada (2 cucharadas=1 gramo de grasas, 16 calorías)
Mayonesa	Mayonesa light
Helados	Yogurt congelado bajo en grasas, helado de leche, sorbetes, etc.
1 onza de chocolate de repostería	3 cucharadas de cocoa de repostería, más una cucharada de aceite
Queso cottage	Queso cottage bajo en grasas (pero tenga en cuenta que este tipo de queso "bajo en grasa" contiene 4% de grasa láctea)
Tocineta, salchichas, perros calientes	Tocineta canadiense o jamón magro
Carne de res	Carne pulpa molida, solomo molido, pavo o pollo (10% grasa)
Queso	Queso bajo en grasa (2 a 6 gramos de grasa/onza)

continúa

Lista de Sustituciones, *continúa*

En lugar de	Utilice
Aderezo para ensaladas	Aderezo bajo en calorías
Una lata de sopa en crema	Salsa Bechamel hecha en casa; una taza de leche descremada, una cucharada de margarina, 2 cucharadas de harina
Salsa para espaguetis enlatada	6 onzas de pasta de tomate y 18 onzas de agua para una jarra de salsa
Papitas fritas para preparación de sopas o cazuelas	Migas de pan o de cereal (por ejemplo, hojuelas de maíz)
Tortas, galletas, brownies	Galletas de vainilla, de jengibre, de soda, galletas chinas de la suerte, torta de ángel o de frutas
Pizza con salchicha/pepperoni	Pizza vegetariana
Carnes frías empacadas	Carnes tipo deli en rodajas delgadas (pollo, res)
Croissants	Bagels, muffin inglés, pretzels suaves
Papas a la francesa	Papas al horno hechas en casa (no más de una cucharadita de aceite por porción)
Papitas fritas	Palomitas de maíz, pretzels
Tartas con dos cortezas	Tartas con una corteza o de galletas Graham

OTROS CONSEJOS PRÁCTICOS DE COCINA Y ALIMENTACIÓN

- Utilice una cantidad mínima de grasa para cocinar.
- Evite freír y hacerlo en abundante aceite. Utilice métodos de cocción con poca grasa: hornear, asar a la parrilla, cocinar en microondas, al vapor, escalfar, hervir.

- Remueva la grasa de la carne antes y después de cocinarla.
- Remueva la piel del pollo.
- Ablande los cortes magros de la carne marinándolos, golpeándolos o con un ablandador de carne.
- Prefiera cocinar por más tiempo a fuego bajo que por menos tiempo a fuego alto.
- Utilice el calor húmedo, agregando líquido o usando el propio jugo de las carnes, siempre que pueda.
- Retire la grasa de las sopas y los estofados preparándolas un día antes, refrigerándolas y quitándoles la capa de grasa sólida que se acumula en la superficie.
- Escurra toda la grasa de la carne de res molida una vez cocinada. Seque con toallas y limpie la sartén con un trapo antes de agregar especias, verduras, etc.
- Haga de la pasta, las legumbres, el arroz o las verduras el centro de las comidas, en lugar de la carne.
- Utilice porciones más pequeñas de carne, pescado y aves.
- Incluya comidas sin carne y utilice frijoles y legumbres como sustitutos.
- Emplee aceite antiadherente en aerosol o sartenes antiadherentes.
- Invierta en un cuchillo filoso para quitar la grasa de la carne y de las aves, y para cortar en rebanadas delgadas cuando prepare platos salteados.
- Utilice leche descremada en polvo o líquida en la preparación de sopas, pudines, guisos y muffins.
- Utilice queso como aderezo. Espolvoree pequeñas cantidades sobre los guisos, etc.
- Utilice hierbas, especias y mantequilla como alternativas para dar sabor a verduras, sopas, etc.

RECETAS SALUDABLES PARA EL CORAZÓN

Sopas y ensaladas

Sopa de frijoles negros

8 tazas

$^1/_2$ taza de apio cortado en cuadritos
$^1/_2$ taza de cebolla cortada en cuadritos
2 cucharadas de ajo fresco triturado
Aceite de cocina antiadherente en aerosol
3 tazas de frijoles negros secos (lavados y seleccionados)
1 cucharadita de sal de apio
1 cucharadita de chile en polvo
$^1/_2$ cucharadita de pimienta roja molida
$^1/_2$ taza de vino blanco seco
2 cucharaditas de salsa Tabasco

1. Saltee el apio, la cebolla y el ajo en una sartén antiadherente rociada con aceite en aerosol a fuego medio-bajo durante 10 minutos (o hasta que las verduras estén transparentes). Vierta los frijoles, la sal de apio, el chile en polvo, la pimienta roja, el vino y la salsa Tabasco en una olla grande.
2. Incorpore el apio salteado, las cebollas y el ajo, agregue 12 tazas de agua y cocine a fuego alto hasta que hierva. Tape la olla, reduzca el fuego a bajo y cocine aproximadamente 3 horas.

Por porción

Calorías: 110
Proteínas: 6 gramos
Carbohidratos: 18 gramos

Grasas: 1 gramo
Sodio: 19 miligramos

Sopa de papas y zanahoria
10 porciones

6 papas blancas peladas y cortadas en cuadritos
  (aproximadamente 7 tazas)
2 tazas de zanahorias peladas y cortadas en cuadritos
2 tazas de cebolla cortada en cuadritos
$^1/_2$ cucharadita de semillas de apio
$^1/_2$ cucharadita de mejorana seca
$2^1/_2$ tazas de leche descremada
1 cucharadita de pimienta negra fresca y molida
$^1/_2$ cucharadita de pimienta roja en hojuelas

1. Hierva 6 tazas de agua en una olla grande. Añada las papas, las zanahorias, las cebollas, las semillas de apio y la mejorana y cocine con la olla tapada aprox. 20 minutos, o hasta que las verduras estén blandas. Escurra las verduras y reserve unas 4 tazas del líquido (para utilizarlo como caldo).
2. Triture las verduras en un procesador de alimentos hasta obtener una mezcla cremosa.
3. Vierta la leche y 3 tazas del caldo que había reservado en una olla y hierva. Añada las verduras, la pimienta negra y la pimienta roja. Cocine durante 5 minutos aprox. Agregue más caldo si desea una sopa más líquida.

Por porción
Calorías: 155
Proteínas: 6 gramos
Carbohidratos: 33 gramos
Grasas: menos de 1 gramo
Sodio: 46 miligramos

Ensalada de macarrones

4 porciones

3 tazas de macarrones (coditos) cocidos

$^1/_2$ taza de apio cortado en cuadritos

$^1/_2$ taza de pepinillos cortados en cuadritos

3 cucharadas de pimiento cortado en cuadritos

2 cucharadas de cebolla cortada en cuadritos

3 cucharadas de yogurt natural sin grasa

1 cucharadita de eneldo fresco picado

$^1/_2$ cucharadita de pimienta roja molida

1. Mezcle la pasta, el apio, el pepinillo, el pimiento y la cebolla en un recipiente grande.
2. Mezcle el yogurt, el eneldo y la pimienta en otro recipiente aparte.
3. Adicione el aderezo a la pasta y mezcle bien. Refrigere durante unas tres horas para que los sabores se impregnen bien antes de servir.

Por porción

Calorías: 150
Proteínas: 5 gramos
Carbohidratos: 30 gramos
Grasas: 1 gramo
Sodio: 77 miligramos

Ensalada clásica de papas

4 porciones

3 tazas de papas blancas peladas, cocidas y cortadas en cubos de 3 centímetros aproximadamente.

$^1/_2$ taza de apio picado

$^1/_2$ taza de encurtidos dulces

$^1/_2$ taza de cebolla verde picada

1 cucharada de vinagre balsámico

1 cucharada de eneldo fresco finamente picado

$1^1/_2$ cucharaditas de mostaza Dijon

$^1/_2$ cucharadita de pimienta blanca molida

1. Mezcle bien todos los ingredientes en un recipiente grande. Refrigere durante dos horas aproximadamente para que los sabores se impregnen bien antes de servir.

Por porción

Calorías: 180
Proteínas: 4 gramos
Carbohidratos: 43 gramos
Grasas: menos de 1 gramo
Sodio: 199 miligramos

Coleslaw

4 porciones

2 tazas de repollo verde finamente picado

2 tazas de repollo morado finamente picado

$^1/_2$ taza de zanahorias finamente picadas

$^1/_2$ taza de cebolla cortada en cuadritos

$^1/_2$ taza de pepinillos dulces cortados en cuadritos

3 cucharadas de yogurt natural sin grasa

2 cucharadas de azúcar

2 cucharadas de jugo de limón fresco

$^1/_2$ cucharadita de ralladura de cáscara de limón

1. Mezcle bien todos los ingredientes en un recipiente grande.
2. Refrigere durante 2 ó 3 horas antes de servir.

Por porción

Calorías: 80

Proteínas: 2 gramos

Carbohidratos: 20 gramos

Grasas: menos de 1 gramo

Sodio: 149 miligramos

Ensalada de habichuelas

6 porciones

1 libra de habichuelas frescas, cocidas al vapor según la consistencia deseada

$^1/_2$ taza de tomates cortados en cuadritos

$^1/_2$ taza de pepino cortado en cuadritos

$^1/_2$ taza de pimentones verdes cortados en cuadritos

$^1/_2$ taza de cebolla cortada en cuadritos

3 cucharadas de mostaza Dijon

1 cucharada de vinagre balsámico

1. Mezcle las habichuelas, el tomate, el pepino, los pimentones y la cebolla en un recipiente grande.
2. Mezcle la mostaza y el vinagre en una taza. Vierta el aderezo sobre las verduras y revuelva bien.

3. Refrigere durante 1-2 horas para que los sabores se impregnen bien antes de servir.

Por porción

Calorías: 45
Proteína: 2 gramos
Carbohidratos: 9 gramos
Grasa: 1 gramo
Sodio: 124 miligramos

Ensalada de pepino
4 porciones

2¹/₂ tazas de pepinos con la piel, picados en rodajas finas
¹/₂ taza de tomates cortados en cubos
1 cucharada de perejil italiano fresco picado
1 cucharadita de estragón fresco picado
¹/₂ taza de cebolla cortada en cuadritos
2 cucharadas de vinagre balsámico
1 cucharadita de pimienta negra fresca molida

1. Mezcle los pepinos, los tomates, el perejil, el estragón y la cebolla en un recipiente grande.
2. Mezcle el vinagre y la pimienta en una taza y agregue a la ensalada.
3. Mezcle bien y enfríe aproximadamente tres horas para que los sabores se impregnen bien.

Por porción

Calorías: 25
Proteínas: 1 gramo
Carbohidratos: 5 gramos

Grasas: menos de 1 gramo
Sodio: 5 miligramos

Platos fuertes

Tortas de bacalao

8 porciones

1 libra de filetes de bacalao cocidos al vapor
1 cucharadita de jugo de limón
1 taza de puré de papas
2 dientes de ajo picado
1 cucharada de hojas de romero finamente picado
3 cucharaditas de aceite de oliva
1 cucharadita de sal
1 cucharadita de pimienta con sabor a limón
$^1/_2$ cucharadita de mostaza seca
2 cucharadas de migas de pan
2 cucharadas de harina

1. Ponga el pescado cocido en un recipiente grande, rocíe con el jugo de limón y revuelva. Incorpore las papas lentamente.
2. En una cacerola pequeña, saltee ajo y romero en una cucharadita de aceite a fuego medio durante un minuto, hasta que el ajo esté ligeramente dorado. Añada a la mezcla sal, la pimienta con sabor a limón y la mostaza y revuelva con las manos hasta incorporar bien los ingredientes.
3. Haga 8 tortas y sumérjalas en una mezcla de migas de pan y harina. Refrigere media hora.
4. Caliente una cucharadita de aceite a fuego medio-alto en una sartén antiadherente grande. Vierta las tortas cuando el

aceite esté caliente y cocine durante tres minutos por cada lado hasta que doren bien. Retire del fuego y escúrralas con toallas de papel. Repita este procedimiento con las tortas y el aceite restante.

Por porción

Calorías: 107
Carbohidratos: 8 gramos
Grasas: 3 gramos
Sodio: 400 miligramos

Croquetas de salmón
8 porciones

3 dientes de ajo, picados
3 cucharaditas de aceite de oliva
1 libra de filete de salmón
$^{1}/_{2}$ taza de vermouth seco
2 cucharaditas de mantequilla
1 cucharada de harina
$^{1}/_{2}$ taza de leche descremada
$^{1}/_{2}$ taza de puré de papas
1 cucharadita de sal
2 cucharaditas de pimienta con sabor a limón
2 cucharadas de perejil picado
2 cucharadas de cebollino picado
1 cucharada de eneldo picado
1 huevo batido
2 cucharadas de jugo de limón
$^{1}/_{2}$ taza de harina
2 cucharadas de pan rallado

1. Saltee el ajo en 1 cucharadita de aceite y reserve.
2. Cocine el salmón en vermouth y al vapor durante 10 minutos, o hasta que esté firme. Deje a un lado para que se enfríe y desmenuce.
3. Derrita la mantequilla en una cacerola grande. Agregue la cucharada de harina cuando la mantequilla comience a hacer burbujas. Añada lentamente la leche, revolviendo mientras la vierte, hasta que la mezcla esté suave y espesa. Agregue el salmón, el ajo, las papas, la sal, la pimienta con sabor a limón, el perejil, el cebollino, el eneldo, el huevo y el jugo de limón.
4. En un plato, combine la ¹/₂ taza de harina y el pan rallado. Mójese las manos con agua fría, haga ocho albóndigas con el salmón y cubra con la mezcla de harina. Refrigere un mínimo de media hora.
5. Caliente una cucharadita de aceite en una sartén antiadherente o de hierro fundido. Coloque cuatro albóndigas en la sartén y cocine 3 minutos por cada lado, hasta que estén doradas. Seque con toallas de papel para absorber el exceso de aceite. Añada el aceite restante a la sartén y cocine las cuatro albóndigas restantes.

Por porción

Calorías: 129
Carbohidratos: 11 gramos
Grasas: 4 gramos
Sodio: 379 miligramos

Pollo frito sin piel

6 porciones

6 mitades de pechuga de pollo con hueso y sin piel

2 tazas de suero de leche con 1% de grasa

$^1/_2$ cucharadita de sal

1 cucharadita de pimienta recién molida

1 cucharada de jugo de limón

1 cucharadita de sal sazonada

2 cucharaditas de salvia molida

2 cucharaditas de paprika

$^1/_2$ taza de galletas finamente trituradas

1 cucharadita de polvo para hornear

$^1/_2$ taza de aceite de oliva

1 taza de harina

1. Parta cada una de las porciones de pechuga de pollo a la mitad. Remoje cada una en el suero de leche durante una hora. Retire el pollo y escurra el líquido. Descarte la leche.

2. Coloque el pollo en un plato y espolvoree con la sal, la pimienta y el jugo de limón. Dele vuelta al pollo para mezclar de manera uniforme. Vierta la sal sazonada, la salvia, la paprika, las galletas en polvo, la harina y el polvo para hornear en una bolsa de papel, y agite la bolsa para mezclar todo.

3. Caliente el aceite a fuego medio-alto en una sartén antiadherente o de hierro fundido. Envuelva el pollo en la mezcla de harina y retire el exceso. Incorpore los pedazos de pollo con la carne hacia abajo en la sartén cuando hierva el aceite, y reduzca el fuego a medio. Deje cocinar por 10 a 12

minutos; voltee el pollo y deje cocinar 8 ó 10 minutos, hasta que esté dorado. Sáquelo de la sartén y seque con toallas de papel.

Por porción

Calorías: 308
Carbohidratos: 25 gramos
Grasas: 7 gramos
Sodio: 487 miligramos

Pollo a la barbacoa

6 porciones

6 mitades de pechugas deshuesadas y sin piel
$^1/_2$ cucharadita de sal
$^1/_2$ cucharadita de pimienta recién molida
1 taza de salsa barbacoa

1. Coloque el pollo en un plato pando y espolvoree con la sal y la pimienta. Agregue la salsa barbacoa, mezcle bien y refrigere un mínimo de 2 horas. Deseche la salsa o úsela de inmediato para rociar.
2. Precaliente la parrilla por 15 minutos. Coloque las presas de pollo sobre la parrilla caliente con la carne hacia abajo, y cocine 10 minutos, hasta que el pollo esté levemente quemado. Voltee y deje cocinar otros 10 minutos, rociando ocasionalmente con más salsa.

Por porción

Calorías: 204
Carbohidratos: 14 gramos
Grasas: 3 gramos
Sodio: 421 miligramos

Lomo de cerdo relleno con verduras
4 a 6 porciones

$^1/_2$ taza de tallos de brócoli en cuadritos

$^1/_2$ taza de cogollitos de coliflor cortados en cuadritos

$^1/_2$ taza de zanahoria en cuadritos

1 clara de huevo ligeramente batida

1 cucharada de jugo de limón fresco, más 1

$^1/_2$ cucharadita de salvia seca picada

2 lomos de cerdo magros (unas 2 libras)

2 cucharaditas de ajo fresco picado

1 cucharadita de pimienta negra recién molida

Aceite de cocina antiadherente en aerosol

1. Precaliente el horno a 400ºF. Mezcle el brócoli, la coliflor, la zanahoria, la clara de huevo, la cucharada de jugo de limón y la salvia en un recipiente. Reserve.

2. Abra un hueco a lo largo de cada lomo lo suficientemente hondo para cubrir con la mitad del relleno. Vierta el relleno en cada lomo, sazone con el ajo y la pimienta, y coloque en un recipiente ligeramente engrasado con el aceite en aerosol. Agregue el jugo de limón adicional sobre los lomos y rocíe con aceite en aerosol.

3. Cubra herméticamente la sartén con papel aluminio y deje hornear cerca de una hora, volteando los lomos a del mitad proceso.

Por porción

Calorías: 215

Proteínas: 35 gramos

Carbohidratos: 3 gramos

Grasas: 6 gramos
Sodio: 121 miligramos

Acompañamientos

Arroz "sucio" del Mississippi

4 porciones

1 taza de arroz integral
$^1/_2$ taza de carne molida de pechuga de pavo
$^1/_2$ taza de cebolla en cuadritos
2 cucharadas de ají verde y dulce en cuadritos
1 cucharada de Aderezo "Soul Food" (vea la sección titulada "Extras")
1 cucharadita de ajo fresco picado
1 cucharadita de pimienta negra recién molida
Aceite de cocina antiadherente en aerosol

1. Hierva 3 tazas de agua en una olla mediana y añada el arroz. Tape y deje cocinar unos 50 minutos a fuego bajo-medio. Reserve.
2. Saltee el pavo molido, la cebolla, el ají verde, el Aderezo "Soul Food", el ajo y la pimienta negra en una sartén antiadherente engrasada con un poco de aceite de cocina antiadherente en aerosol por unos 15 minutos a fuego bajo.
3. Mezcle el arroz y la mezcla de pavo en un recipiente grande.

Por porción

Calorías: 160
Proteínas: 9 gramos
Carbohidratos: 26 gramos
Grasas: 2 gramos
Sodio: 26 miligramos

Macarrones con queso

6 porciones

2 tazas de macarrones en coditos

$^1/_2$ taza de queso cheddar rallado, bajo en grasa

$^1/_3$ taza de leche descremada

2 cucharadas de cebolla verde picada

1 clara de huevo ligeramente batida

1 cucharada de queso parmesano bajo en grasa para
espolvorear encima

1. Cocine los macarrones según las instrucciones del paquete
   y escurra.
2. Colóquelos en un recipiente grande y añada el queso
   cheddar, la leche, la cebolla verde y la clara de huevo.
   Mezcle bien.
3. Precaliente el horno a 375ºF. Vierta los macarrones en una
   cazuela antiadherente y cubra con el queso parmesano.
   Deje hornear por unos 25 minutos o hasta que la parte
   superior esté dorada y firme.

Por porción

Calorías: 155
Proteínas: 9 gramos
Carbohidratos: 27 gramos
Grasas: menos de 1 gramo
Sodio: 115 miligramos

Sémola de queso horneada
4 porciones

1 taza de sémola sin cocinar
$^1/_2$ cucharadita de margarina baja en grasa
3 claras de huevo ligeramente batidas
$^1/_2$ taza de queso cheddar rallado, bajo en grasa
1 cucharadita de ajo finamente picado

1. Precaliente el horno a 350ºF. Hierva 4 tazas de agua en una olla mediana a fuego alto. Revuelva la sémola y reduzca la temperatura. Cocine 10 minutos hasta que espese.
2. Mezcle bien la margarina, las claras de huevo, el queso y el ajo. Vierta la mezcla en una bandeja antiadherente de 9 pulgadas y hornee de 40 a 50 minutos, o hasta que estén ligeramente dorados en la parte superior. Retire del horno y enfríe en la bandeja o en una rejilla. Parta en cuadros pequeños.

Por porción

Calorías: 75
Proteínas: 6 gramos
Carbohidratos: 9 gramos
Grasas: 2 gramos
Sodio: 234 miligramos

Tortas de maíz sin freír
18 tortitas

Aceite de cocina antiadherente en aerosol
$1^1/_2$ tazas de harina de maíz amarillo
$^1/_2$ taza de harina con levadura

2¹/₂ cucharaditas de polvo para hornear

1 cucharada de azúcar

¹/₂ cucharadita de sal

¹/₂ taza de cebolla picada

2 cucharadas de perejil fresco picado

2 tazas de leche descremada

1 clara de huevo ligeramente batida

¹/₂ taza de agua

1. Precaliente el horno a 400ºF. Rocíe un poco de aceite de cocina antiadherente en un molde con capacidad para 18 tazas de muffins. Mezcle la harina de maíz, la harina, el polvo para hornear, el azúcar y la sal. Agregue la cebolla, el perejil, la leche, la clara de huevo y el agua. Vierta la mezcla batida en el molde y llene cada compartimiento hasta la mitad. Hornee entre 20 y 25 minutos, o hasta que estén dorados.

Por porción

Calorías: 60
Proteínas: 2 gramos
Carbohidratos: 12 gramos
Grasas: menos de 1 gramo
Sodio: 272 miligramos

Pan de maíz con jalapeños

6 porciones

Aceite de cocina antiadherente en aerosol

2 tazas de harina de maíz amarillo

1 taza de harina multiusos

2¹/₂ cucharaditas de polvo para hornear

1 cucharada de azúcar

2 chiles jalapeños sin semillas picados en cuadritos

1 taza de leche descremada

6 claras de huevo

$^1/_2$ taza de vinagre de manzana

1. Precaliente el horno a 375°F. Recubra una bandeja de hornear de 9$^1/_2$ x 9$^1/_2$ pulgadas o un molde de pastelillos con capacidad para 12 tazas con una capa delgada de aceite de cocina antiadherente en aerosol. Mezcle la harina de maíz, la harina, el polvo para hornear y el azúcar en un recipiente grande. Añada los jalapeños, la leche, las claras de huevo y el vinagre. Mezcle bien con una cuchara.

2. Vierta el batido en el molde preparado con una cuchara. Hornee de 45 a 50 minutos o hasta que la parte superior del pan de maíz esté firme y levemente dorada. Deje enfriar en el molde o en una rejilla.

Por porción

Calorías: 200

Proteínas: 8 gramos

Carbohidratos: 39 gramos

Grasas: 1 gramo

Sodio: 130 miligramos

Bizcochos dulces de papa

Aproximadamente 14 bizcochos

Aceite de cocina antiadherente en aerosol

2 tazas de harina multiusos

2 cucharaditas de polvo para hornear

1 cucharada de azúcar granulada

$^1/_2$ cucharadita de sal

1 cucharada de margarina baja en grasa

1 taza de puré de papas dulces

$^1/_2$ cucharadita de canela molida

$^1/_2$ cucharadita de nuez moscada rallada

1 taza de leche descremada

1 clara de huevo

1. Precaliente el horno a 400ºF. Rocíe una bandeja de hornear con una capa delgada de aceite de cocina antiadherente en aerosol. Mezcle la harina, el polvo para hornear, el azúcar, la sal y la margarina con una batidora. Agregue las papas dulces, la canela, la nuez moscada y la leche. Vierta la clara de huevo.

2. En una tabla untada con harina, amase la mezcla con un rodillo hasta que tenga $^1/_2$ pulgada de grosor. Corte la masa en círculos de 2 pulgadas con un cortador de bizcochos y coloque en la bandeja para hornear. Hornee unos 25 minutos o hasta que estén firmes en el centro.

Por porción

Calorías: 100

Proteínas: 3 gramos

Carbohidratos: 20 gramos

Grasas: menos de 1 gramo

Sodio: 290 miligramos

Puré de papas
8 porciones

8 papas grandes lavadas
1 cucharada de mantequilla
2 cucharadas de cebollino picado
$1/2$ taza tibia de suero de leche con 1% de grasa
2 cucharadas de mayonesa baja en grasa
1 cucharadita de sal
Pimienta blanca recién molida

1. Hierva las papas en agua abundante por 20 a 25 minutos, o hasta que pueda hundir fácilmente un tenedor. Deje enfriar, escurra el agua y ralle o pase por un prensador de papas sin retirar la piel. Vierta en un recipiente grande.
2. Agregue la mantequilla y el cebollino, y prepare el puré. Revuelva las papas con un tenedor grande mientras añade el suero. Agregue la mayonesa, la sal y la pimienta, y revuelva de nuevo.

Por porción

Calorías: 119
Carbohidratos: 21 gramos
Grasas: 2 gramos
Sodio: 306 miligramos

Vegetales

Habichuelas con papas

8 porciones

1 cucharada de aceite de oliva

1 cebolla entera

1 libra de habichuelas sin las puntas

1 libra de papas rojas partidas en cuatro

1 cucharadita de sal

$^{1}/_{2}$ cucharadita de cáscara de limón rallada

1 cucharada de jugo de limón

$^{1}/_{2}$ cucharadita de pimienta blanca recién molida

1. Caliente el aceite de oliva en una sartén grande y pesada. Saltee la cebolla en el aceite por 15 minutos hasta que esté dorada.
2. Escalde las habichuelas por 5 minutos en agua hirviendo y sumérjalas en un recipiente con agua helada. Escurra el agua.
3. Vierta las habichuelas en la sartén y agregue las papas, la sal y la ralladura de limón. Cocine a fuego medio por 30 minutos, o hasta que las papas estén suaves. Agregue el jugo de limón y la pimienta.

Por porción

Calorías: 81
Carbohidratos: 15 gramos
Grasas: 1 gramo
Sodio: 342 miligramos

Puré de batata

6 porciones

6 batatas grandes
1 cucharada de mantequilla
$^1/_2$ taza de leche descremada y evaporada
$^1/_2$ taza de jugo de lima
1 cucharada de ron oscuro
1 cucharadita de leche de coco
1 cucharada de miel de maple
$^1/_2$ cucharadita de canela
$^1/_2$ cucharadita de pimienta de Jamaica
$^1/_2$ cucharadita de nuez moscada
$^1/_2$ cucharadita de clavos de olor molidos
$^1/_2$ cucharadita de sal
1 cucharada de pimienta blanca recién molida
$^1/_4$ de cucharadita de pimienta roja

1. Hierva las batatas con la piel por 45 minutos con agua suficiente para cubrirlas, o hasta que se sientan suaves cuando se inserte un tenedor.
2. Enfríe, pele y corte las batatas en cubos. Añada la mantequilla, la leche, el jugo de lima, el ron, la leche de coco y la miel. Triture los ingredientes. Agregue la canela, la pimienta de Jamaica, la nuez moscada, los clavos, la sal, la pimienta y la pimienta roja y bata hasta que adquieran una consistencia uniforme.

Por porción

Calorías: 222
Carbohidratos: 46 gramos

Grasas: 2 gramos
Sodio: 217 miligramos

Tomates verdes fritos

4 porciones

6 tomates verdes grandes (unas 3 libras)
2 cucharadas de jugo de limón
$1/2$ taza de harina de maíz
2 cucharaditas de pimienta negra recién molida
Aceite de cocina antiadherente en aerosol

1. Corte cada tomate en rebanadas de $1/2$ pulgada de grosor. Rocíe los tomates con el jugo de limón.
2. Mezcle la harina de maíz y la pimienta negra en una bolsa plástica. Vierta las rebanadas de tomate en la bolsa y agite bien.
3. Rocíe aceite de cocina antiadherente en aerosol en una sartén de hierro fundido o de teflón para sofreír. Sofría los tomates a fuego medio-alto hasta que estén ligeramente dorados por cada lado.

Por porción

Calorías: 105
Proteínas: 3 gramos
Carbohidratos: 22 gramos
Grasas: 2 gramos
Sodio: 22 miligramos

Frijoles ojinegros
8–10 porciones

3 tazas de frijoles ojinegros

1 taza de pechuga de pavo ahumada en trozos y sin piel

1 taza de cebolla picada

$^1/_2$ taza de zanahorias picadas

$1^1/_2$ tazas de apio picado

2 cucharadas de vinagre de manzana

2 cucharadas de Aderezo "Soul Food" (ver la sección titulada "Extras")

1 cucharadita de pimienta negra recién molida

1. Enjuague y seleccione los frijoles. Cúbralos con agua y hierva en una olla grande. Retire del fuego cuando hayan hervido. Tape y deje reposar por 60 a 90 minutos.

2. Añada los demás ingredientes y un poco más de agua si es necesario para cubrir los frijoles. Tape la olla y cocine a fuego bajo-medio por una hora, o hasta que los frijoles estén blandos. Agregue agua suficiente para cubrir los frijoles durante todo el proceso de cocción.

Por porción

Calorías: 95
Proteínas: 9 gramos
Carbohidratos: 14 gramos
Grasas: menos de 1 gramo
Sodio: 28 miligramos

Col rizada

8 porciones

3 libras de hojas verdes de col rizada, lavadas y picadas
$^1/_2$ libra de pechuga de pavo ahumada, en cubos
1 taza de caldo de pollo sin grasa
$^1/_2$ taza de cebolla picada
1 cucharadita de hojuelas de pimienta roja trituradas
1 cucharadita de apio picado
1 cucharadita de pimienta negra recién molida

1. Vierta las hojas de col y la pechuga de pavo en una olla grande. Cubra con agua, tape la olla y cocine por 20 minutos a fuego medio.
2. Añada el caldo de pollo, la cebolla, la pimienta roja en hojuelas, el apio y la pimienta negra. Tape la olla y cocine a fuego bajo-medio por unos 45 minutos.

Por porción

Calorías: 95
Proteínas: 11 gramos
Carbohidratos: 13 gramos
Grasas: 1 gramo
Sodio: 78 miligramos

Postres

Tarta de manzana en molde hondo
8 porciones

10 manzanas grandes para tarta
El jugo de un limón
$^1/_2$ taza de azúcar
2 cucharadas de especias para tartas (ver la receta en esta
    sección)
$^1/_2$ cucharadita de cáscara de limón rallada
1 cucharadita de jengibre cristalizado finamente picado
2 cucharadas de tapioca molida
3 cucharaditas de mantequilla
1 pasta base de 9 pulgadas (vea la página siguiente)
Leche

1. Precaliente el horno a 325ºF. Engrase un plato para tartas
   de 9 pulgadas de profundidad y reserve. Pele las manzanas,
   retire los corazones y parta cada una en cuatro. Córtelas en
   rebanadas de $^1/_8$ de pulgada de grosor y coloque en un
   recipiente grande con agua mezclada con el jugo de limón.
2. Combine el azúcar, las especias para tartas, la cáscara de
   limón, el jengibre y la tapioca en un tazón pequeño. Divida
   en tres partes. Escurra las manzanas y pártalas en tres.
3. Coloque la primera capa de manzanas en la refractaria,
   superponiendo las capas de ser necesario. Espolvoree
   uniformemente un tercio de la mezcla de especias sobre las
   manzanas y cúbralas con una cucharadita de mantequilla.
   Repita con dos capas adicionales.

4. Cubra con la pasta base. Doble los bordes hacia dentro con un tenedor sumergido previamente en leche y haga tres cortes en la parte superior. Hornee por 40 minutos, hasta que se vea dorado. Deje enfriar a temperatura ambiente antes de partir.

Por porción

Calorías: 289
Carbohidratos: 55 gramos
Grasas: 8 gramos
Sodio: 159 miligramos

Pasta base de 9 pulgadas

1 taza de harina integral multiusos
$^1/_2$ cucharadita de sal
1 cucharadita de azúcar
$^1/_2$ taza de mantequilla dulce, fría
3 cucharadas de *crema agria* baja en grasa, o suero de leche frío al 1% de grasa
1 cucharadita de agua helada

1. Cierna la harina, la sal y el azúcar en un recipiente de mezclar grande. Corte la mantequilla en pedazos pequeños y unte con fuerza en la harina con los dedos. (Este paso requiere un poco de velocidad; de lo contrario, terminará con una costra de grasa).
2. Añada la *crema agria* cuando la mezcla adquiera una consistencia granulada. Vierta lentamente la crema en la masa con un tenedor. Agregue el agua helada y amase la mezcla formando una bola. Amase suavemente dos o tres

veces. Haga la bola de nuevo, envuelva en plástico y refrigere un mínimo de una hora.

3. Coloque la bola sobre una superficie enharinada y amase con un rodillo hasta obtener el diámetro deseado (9 pulgadas).

   Nota: Para una base prehorneada, precaliente el horno a 375ºF. Pinche la pasta con un tenedor y hornee 10 a 12 minutos, hasta que esté dorada. Deje enfriar.

Por porción

Calorías: 105
Carbohidratos: 12 gramos
Grasas: 5 gramos
Sodio: 139 miligramos

Tarta de limón

12 porciones

1 taza de azúcar
1 taza de compota de manzana sin azúcar
4 claras de huevo a temperatura ambiente
2 cucharadas de extracto de limón
3 tazas de harina multiusos
$^1/_2$ taza de leche descremada
$1^1/_2$ cucharaditas de polvo para hornear
2 cucharaditas de cáscara de limón
$^1/_2$ taza de limones naturales en conserva (sin azúcar)
Aceite de cocina antiadherente en aerosol

1. Precaliente el horno a 350ºF. Bata el azúcar y la compota de manzana con una batidora. Agregue las claras de huevo y el extracto de limón a la mezcla. Incorpore la harina y la leche

de manera alternada, utilizando la harina al principio y al final. Añada el polvo para hornear.

2. Vierta la mezcla en un molde para tartas de 10 pulgadas (o un molde rociado con el aceite de cocina en aerosol) y hornee de 60 a 90 minutos. Retire la tarta del molde y deje enfriar unos 20 minutos. Caliente la taza de limones en conservas en una cacerola por un minuto aprox. (Hasta que estén derretidos) y vierta sobre la tarta.

Por porción

Calorías: 215
Proteínas: 4 gramos
Carbohidratos: 29 gramos
Grasas: menos de 1 gramo
Sodio: 56 miligramos

Pudín de banano

8 porciones

$^1/_2$ taza de azúcar
2 cucharadas de almidón de maíz
2 tazas de leche descremada evaporada
2 cucharaditas de esencia de vainilla
$2^1/_2$ tazas de galletas de vainilla trituradas
3 tazas de bananos en rodajas
3 claras de huevo grandes a temperatura ambiente
canela en polvo

1. Precaliente el horno a 400ºF. Mezcle el azúcar, el almidón de maíz y la leche en una cacerola mediana. Cocine a fuego bajo, revolviendo continuamente hasta que la mezcla

adquiera la contextura del pudín. Añada el extracto de vainilla.

2. Coloque una capa compacta de galletas de vainilla en una marmita de 9 ó 10 pulgadas. Vierta una capa de banano en rodajas sobre las galletas. Repita con las galletas y el banano.

3. Vierta la mezcla de pudín espeso sobre los bananos. Bata las claras de huevo a punto de nieve con una batidora eléctrica y esparza sobre el pudín. Espolvoree la canela en polvo por encima.

4. Hornee el pudín hasta que las claras de huevo comiencen a dorarse. Deje enfriar el flan 2 horas antes de servir.

Por porción

Calorías: 200
Proteínas: 7 gramos
Carbohidratos: 35 gramos
Grasas: 4 gramos
Sodio: 129 miligramos

Capítulo 8

PREVENGA UN ATAQUE CARDIACO
Reduzca el estrés

hí estaba de nuevo. Lo que sacudió a Gloria Pitman cuando entró a la sala de juntas era un sentimiento que le era conocido y se estaba convirtiendo en algo familiar. Súbitamente los latidos de su corazón se aceleraron y sintió como si alguien la hubiera golpeado en el estómago.

Tuvo que recordarse a sí misma que debía permanecer tranquila y respirar profundamente. *No sé cuanto más pueda soportar,* pensó. La doctora Pitman no se hallaba en una situación en absoluto deseable: Su carrera estaba en peligro y conservarla dependía de qué tan alerta se mantuviera. Estaba siendo objeto de un riguroso escrutinio médico porque, supuestamente, no había seguido el protocolo de tratamiento en el caso de un paciente que murió de un ataque cardiaco que estaba bajo su cuidado. Hoy era el día de su reunión con el comité de evaluación, el cual analizaría los eventos y emitiría un veredicto.

Si esta junta de colegas la encontraba culpable, no podría seguir ejerciendo en el hospital que tanto amaba y al cual había dedicado tantos años de su vida. Gloria se sentó a un lado de la extensa mesa de conferencias, mientras al otro lado la observaba una pared humana de rostros —todos hombres—, listos a juzgarla. Para empeorar las cosas, cuando Gloria intentó hacer contacto visual con uno de los hombres, éste bajó la mirada, una señal nada buena.

Gloria sentía opresión en su cuerpo. Temía incluso tragar saliva, pues no quería dar la impresión de que estaba nerviosa. El panel esperaba oír su versión del caso, y dijo entonces, con una voz a la vez seca y amable: "Hola, soy la doctora Gloria Pitman".

Aunque había experimentado altos niveles de estrés en el pasado, nada se comparaba con esto. Después de dar su declaración, en el transcurso de una corta pausa, Gloria se repitió una y otra vez: "Soy una excelente doctora con veinte años de experiencia. Superé mi divorcio, envié a mi hija a la universidad siendo madre soltera, sobreviví a mi ataque cardiaco . . . sí, es verdad que estoy enferma y cansada, pero también puedo salir bien de esta situación".

La peor parte fue el interrogatorio sobre su juicio médico y la calidad del cuidado que le proporcionó al paciente. Se propuso con todas sus fuerzas no estar a la defensiva porque sabía que los hechos la respaldarían. Ese era su lado fuerte, pero Gloria seguía siendo un ser humano vulnerable como todos nosotros y, por momentos, la voz se le quebraba y brotaban lágrimas que reflejaban lo enojada que estaba y su imposibilidad para expresar su enojo.

Era verdad que su paciente había muerto, a pesar de que había hecho todo lo que estaba a su alcance o de cualquier otro cardiólogo en su situación. Cuando se reunió con los familiares del difunto, sus miradas glaciales le permitieron concluir cuál sería el resultado. Sus ojos la acusaban de haber matado a su padre y Gloria supo que la enviarían a un comité de evaluación.

Ya había estado en la misma situación antes y el comité la había exonerado, tal como ella estaba segura que sucedería esta vez. Pero tuvo que volver a pasar por este calvario, empeorado en esta ocasión por la presencia del doctor Ashland y sus preguntas condescendientes.

"Doctora Pitman," preguntó "Entiendo que usted estudió medicina en . . . hmmm, la escuela médica de Morehouse". Gloria habría querido responderle "sí, la escuela fue fundada hace más de 35 años . . . El éxito de la escuela ha adquirido míticas". Sin embargo, se limitó a responder "sí".

Gloria estaba furiosa por muchas razones, pero en particular, le parecía estar reviviendo en esta situación otras similares por las que había pasado y que no habían sido nada agradables. Sentía que algunas de las preguntas reflejaban un sesgo en contra de las mujeres. El tono de voz empleado se le hacía excesivamente alto y las interpelaciones demasiado agresivas y masculinas. Ella estaba allí como un chivo expiatorio y aún así, considerando todo lo que había en juego, tenía que responder las preguntas sin cuestionarlas.

Cuando Gloria empezó a experimentar esa sensación de ahogo y sudoración, síntomas que le eran conocidos, pidió al comité hacer una pausa. El doctor Ashland, presidente de la junta, respondió: "Por supuesto, doctora Pitman, ¿se siente bien?" Gloria asintió y el doctor Ashland prosiguió, "Solamente tenemos dos preguntas más, luego nos podremos ir todos a casa, pero está bien hacer una pausa de 15 minutos antes de continuar con la evaluación".

Además de ser una buena cardióloga, Gloria había sobre-vivido a un ataque cardiaco. Sabía que lo que estaba sintiendo era la mala energía del estrés y también sabía que eso no le hacía bien. Así que se prometió a sí misma tomarse las cosas con más calma cuando todo este martirio terminara. Se decía constantemente "aunque no siempre puedo evitar que sucedan eventos estresantes, sí puedo controlar la manera en que reacciono a ellos, y no empeoraré así el sufrimiento".

Cuando la doctora regresó a la sala de reuniones estaba más tranquila gracias al momento de reflexión. Se consoló diciéndose que iba a estar bien sin importar cómo terminara todo esto. Respondió las últimas dos preguntas del doctor Ashland, y esperó en otra habitación mientras se tomaba una decisión. El doctor Ashland le pidió regresar a la sala más pronto de lo que Gloria esperaba. Respiró profundo y escuchó el veredicto: "Doctora Pitman, creemos que usted ha actuado en beneficio del paciente". Sabía que este sería el resultado. Gloria agradeció llorando al comité y se marchó.

CONTROL DEL ESTRÉS

Usted ya conoce por qué debe aprender a controlar el estrés: por su corazón y por su vida, por aquellos que lo aman y lo necesitan, y a quienes usted ama y necesita. Ahora es tiempo de aprender algunas de las técnicas de control del estrés que, según estudios realizados a lo largo de los años, son efectivas.

Aunque nos estamos dirigiendo a usted como individuo, también intentamos mostrarle el papel que ocupa en el panorama completo. En principio, no son tiempos fáciles. Para muchas personas, y ciertamente para una gran cantidad de latinos, de afroamericanos y de mujeres, experimentar altos niveles de estrés se está convirtiendo en la norma y eso no es bueno. Los gastos que implican una enfermedad y la pérdida de productividad son costos sociales que debe pagar una sociedad por el estrés. La solución más obvia sería enseñar a todos y cada uno de los miembros de una comunidad a aliviar el estrés; eso les ahorraría muchísimo dinero a todos.

Pero el meollo del asunto es el sufrimiento humano, el tipo de sufrimiento que no tendría por qué ocurrir. Es triste decirlo, pero no hay cura para ese tipo de estrés que causan factores externos como el racismo o la vida misma. Lo que sí *podemos* hacer es reconocer los primeros signos de este malestar, y moderarlos un poco mediante métodos que hemos aprendido con la práctica.

Así que comience a pensar: ¿Cuándo se estresa? ¿En qué circunstancias? Empiece a observarse, escriba, ubique el patrón. Obviamente, algunos de los momentos más estresantes ocurren cuando nos ocupamos de nuestros propios asuntos; puede ser un semáforo en rojo que tarda mucho, o algo que le dijo alguien. Algunas veces incluso las cosas más inocentes o triviales logran afectarnos, convirtiéndose en la gota que rebosa y en el anuncio de que hemos llegado al límite de estrés que podemos soportar. Lleve un registro de episodios similares en un "diario de estrés".

Cuando nos vemos involucrados en este tipo de tensiones estamos, hasta cierto punto, siguiendo un patrón. Hemos perdido la cabeza y los eventos parecen haberse salido de control, aunque tratemos de evitar lo peor.

Una manera de enfrentar el estrés es aprender a reír. Créalo o no, la risa es una medicina poderosa en el tratamiento del estrés.

Una manera de enfrentar el estrés es aprender a reír. Créalo o no, la risa es una medicina poderosa en el tratamiento del estrés. Cuando reímos, estamos diciendo que hemos encontrado un nuevo ángulo desde el cual observar una crisis. Algo tan sencillo como dibujar una sonrisa en el rostro puede cambiarle el estado de ánimo. Inténtelo, verá que funciona.

Podríamos hablar todo el día acerca de las razones que explican porqué y cómo sana la risa. Usted encontrará muchos libros sobre el tema en la biblioteca o librería de su localidad (pida a su bibliotecario que le recomiende un título sobre control del estrés). Evite caer en el nocivo hábito de no escapar nunca del estrés, ni siquiera cuando está intentando divertirse o dormir.

EL EJERCICIO ALIVIA EL ESTRÉS

Aunque experimentamos el estrés como una poderosa emoción negativa, existe una forma de enfrentarlo con la que matamos dos pájaros de un solo tiro. No hay nada mejor para el corazón que el ejercicio regular. Recuerde, el corazón es un músculo, y cuando no se ejercita se vuelve flácido como cualquier otro músculo. Todos los músculos, incluyendo el corazón, siguen la máxima de "crece o muere", quieren que usted los use con tanto vigor como su edad y condición física lo permitan.

No hay nada mejor para el corazón que el ejercicio regular. Recuerde, el corazón es un músculo, y cuando no se ejercita se vuelve flácido como cualquier otro músculo.

El segundo beneficio del ejercicio es que la mayoría de las personas encuentran relajante incluso la actividad física más agotadora. Si le pregunta a alguien que se ejercita regularmente, le dirá que hasta en el estiramiento, antes de empezar el ejercicio en sí, siente una nueva calma. Le contará que respira profunda y lentamente y con cada bocanada aumenta su tranquilidad. El simple acto de respirar hace que el cuerpo se centre de nuevo, y cuando esto sucede es posible desconectarse del interminable flujo de pensamientos que nos fastidian.

Muchos de nosotros sentimos una gran resistencia a ejercitarnos y tenemos una larga lista de justificaciones para no hacer ejercicio. Hablamos de los deportistas que murieron corriendo o practicando algún deporte; nos recordamos los dolores y malestares que sentimos. ¿Cómo vamos a ejercitarnos si nuestro cuerpo se siente tan mal? La realidad es que los estadounidenses se ejercitan muy poco, y no realizan la suficiente actividad física para mantenerse saludables.

Esta inactividad conduce a problemas de salud. Por ejemplo, aproximadamente el 40 por ciento de los hispanos en Estados Unidos sufren de sobrepeso y la obesidad es un factor de riesgo para muchas enfermedades, especialmente para la enfermedad cardiaca. El sobrepeso conduce por lo general a un nivel mayor de colesterol y aumenta el riesgo de sufrir enfermedad cardiaca, un ataque cardiaco o un derrame cerebral. También puede ser un factor de riesgo para la hipertensión y la diabetes. Además, los médicos creen que las personas mayores que se han mantenido activas, aunque tengan 70 u 80 años, viven más que las de 30 y 40 años que han sido sedentarias.

El ejercicio es recomendable para cualquier persona que pueda moverse. Incluso los pacientes que están en cama pueden ejercitarse y las enfermeras y los terapeutas físicos estarán complacidos en darles instrucciones y prestarle su ayuda. Las personas que han sufrido ataques cardiacos se recuperarán más rápidamente si se ciñen a los niveles de ejercicio recomendados por sus doctores.

Las personas con enfermedad cardiovascular pueden mejorar su condición con una rutina de ejercicio recomendada por su médico y aquellas sin ningún problema de salud también se benefician de él. Las personas saludables pueden confiar en que sus cuerpos los cuidarán sólo hasta cierto punto, pues llega un momento en la vida de todos en el que tenemos que ayudar al cuerpo a ayudarse a sí mismo. Es la antigua ley de "úsalo o piérdelo".

Se necesita paciencia y fuerza de voluntad para empezar una rutina de ejercicio por primera vez, y si usted no ha estado activo físicamente, tendrá que hallar maneras de contrarrestar la resistencia al ejercicio. Algunas personas se ayudan haciendo ejercicio con un amigo para fortalecer la voluntad. Si usted ha sido una persona muy sedentaria durante mucho tiempo, puede empezar lentamente. Por ejemplo, camine hasta la esquina y vuelva durante una semana. Al final de ésta, se

> *Algunas personas se ayudan haciendo ejercicio con un amigo para fortalecer la voluntad*

sentirá fascinado al ver que lo que era difícil al principio, se ha vuelto fácil. Luego empiece a caminar alrededor de la manzana. No se deje desanimar por el clima, si no puede caminar al aire libre, intente hacerlo en el centro comercial. Si su vecindario no es un lugar muy bueno para hacer caminatas, vaya a uno que sí lo sea.

Las primeras semanas son las más difíciles. La mayoría de las personas señalan que luego de varias semanas ya no necesitan tanto esfuerzo o fuerza de voluntad y que pronto el ejercicio se vuelve un hábito importante que no quieren perder porque los hace sentir bien. Durante el ejercicio no sólo se liberan hormonas como las endorfinas que dan una sensación de bienestar: Sentirse en forma y con mucha energía son beneficios en sí mismos. Todos conocemos personas mayores y otras no tan mayores que cuando dejan de hacer ejercicio durante una semana tienen dificultad hasta para pararse de una silla, pero que se sienten dinámicos y vigorosos cuando lo hacen con regularidad. Si el ejercicio regular no es la fuente de la juventud, es lo más cerca que podemos estar de ella.

Las personas deprimidas sienten mejoría con el ejercicio, pues los obliga a salir de casa, cuando van a un spa o gimnasio o caminan en compañía de alguien. El ejercicio regular es también una manera de experimentar una sensación de logro, que siempre es agradable para el alma. Los beneficios se obtienen fácilmente. Si camina un cuarto de milla durante cuatro o cinco días esta semana, podrá caminar media milla a la siguiente. Si usted hace ejercicios para los brazos con pesas de cinco libras esta semana, se animará a probar con las de diez la próxima semana. El progreso se logra con el ejercicio. Todo lo que tiene que hacer es perseverar, y pronto se sentirá más fuerte. No hay mejor medicina para las personas deprimidas que descubrir que no solamente pueden actuar, sino también hacer progresos. Uno empieza a sentir que si puede manejar las pesas o los aeróbicos, también puede manejar las cargas emocionales de todos los días.

Hoy en día, los médicos recomiendan una hora de ejercicio activo cada día como programa ideal para mantener su corazón saludable o hacerlo más saludable. Pero incluso tres veces a la semana pueden aportarle grandes beneficios y si sólo tiene media hora diaria, eso es mejor que nada. El tiempo que usted pasa en un gimnasio es una inversión, su ganancia será una vida más larga y feliz.

Usted también puede hacer otras cosas entre las sesiones de ejercicio regulares. Prefiera, siempre que pueda, caminar en lugar de conducir. Después de un tiempo empezará a disfrutar de la oportunidad que le ofrece para relajarse, respirar aire fresco, ver gente y simplemente sentir el placer de tener piernas fuertes y mucha energía.

El ejercicio aeróbico, además de ser perfecto para su corazón, es mejor para liberar estrés que comer, fumar, beber o consumir drogas. Todas las demás opciones implican ciclos de dependencia y necesidad adictiva. Al tiempo que aleja su mente de las cosas que lo preocupan o enojan, el ejercicio reemplaza los sentimientos negativos por una positiva sensación de bienestar. Así que mientras más estrés esté sintiendo, más importante será ejercitarse. Al igual que la meditación, el ejercicio refresca su mente, la restablece y le ayuda a enfrentar eso que parecía agobiante. Recapitulemos lo más importante del mensaje. El ejercicio moderado:

- Disminuye la presión arterial
- Eleva el colesterol bueno (HDL)
- Disminuye el colesterol malo (LDL)
- Reduce los niveles de grasa o triglicéridos
- Ayuda a quemar grasas corporales
- Ayuda a mejorar la depresión
- Fomenta la seguridad y autoestima
- Lo anima a hacer otros cambios en su estilo de vida
- Ofrece, con la dieta adecuada, un medio efectivo de controlar la diabetes no insulinodependiente
- Ayuda a liberar estrés

PRECAUCIONES PARA EJERCITARSE

Obviamente, es necesario tener en cuenta ciertas precauciones. Sin importar su edad, si ha tenido problemas de corazón o ha sufrido un ataque cardiaco, hable con su médico antes de iniciar cualquier rutina para asegurarse de que su corazón puede resistir el ejercicio. Por supuesto, la misma advertencia se aplica si se está recuperando de una cirugía de bypass coronario, de una angioplastia, o de una endoprótesis vascular.

Las personas de más de 40 años que no han hecho ejercicio en mucho tiempo también deberían consultar con un médico antes de empezar un programa de ejercicios. Y, por supuesto, si súbitamente experimenta sensación de ahogo, deje de hacer ejercicio y busque ayuda. Si hace demasiado calor, evite las actividades al aire libre o en una habitación sin aire acondicionado. No haga ejercicio si hace demasiado frío, si tiene una gripa fuerte, si el aire es malo o inmediatamente después de comer, porque puede sentir calambres o náuseas. Espere una hora, o preferiblemente dos.

Así mismo, tenga en cuenta que si está empezando a ejercitarse después de un largo receso, tendrá que incrementar la actividad poco a poco. Si antes podía nadar 76 piscinas sin agitarse, es posible que ahora, a sus 50 años, esté un poco fuera de forma y sólo logre nadar dos sin tener que parar. Cuando haya seguido esta rutina tres veces por semana, se sentirá listo para nadar una vuelta más. Lo fascinante del ejercicio es que las personas se vuelven cada vez más resistentes y el progreso es medible (no intente medirlo en cada sesión, una vez a la semana es suficiente para pesarse o evaluar el progreso realizado).

Tal vez en el pasado podía correr cinco millas, pero hace mucho tiempo que usted apenas camina tres cuadras, así que empiece con caminatas a paso acelerado y sienta cómo regresa su fuerza. Antes de lo que imagina estará corriendo de nuevo cinco millas. La moderación es la clave.

Sin importar el tipo de ejercicio que esté haciendo, estire y caliente durante algunos minutos antes de empezar para evitar lesiones. Al mismo tiempo, use zapatos deportivos de buena calidad, ropa cómoda y, si está corriendo o marchando, evite las superficies duras siempre que sea posible. Por estos días, muchas personas corren en las calles: Si usted es una de ellas, sea cuidadoso, es fácil lesionarse un pie o un tobillo en el pavimento.

Así como es necesario calentar antes de empezar, también debe enfriarse al terminar, lo cual evita el entumecimiento y el dolor posterior. Además, es benéfico porque le permite a su corazón volver a su ritmo normal antes de reanudar otras actividades. Si planea hacer una hora de ejercicio, calcule 15 minutos más para calentar y enfriar.

EMPEZAR

Ya estamos listos para empezar. Usted se ha trazado metas realistas y se ha prometido hacer del ejercicio regular una parte de su rutina diaria como comer, ducharse y dormir. Esté listo para sintonizarse con su cuerpo, el cual le dirá si se está esforzando demasiado y le avisará cuando esté exhausto. Algunas veces le mentirá un poco al principio. Al igual que usted, su cuerpo está fuera de forma, y empezará a quejarse la primera vez que lo obligue a una caminata a ritmo acelerado o a levantar pesas. Aprenda a diferenciar esa oposición del dolor real. En cualquier caso, una vez que haya establecido su rutina, su cuerpo dejará de oponer resistencia.

Recuerde que usted no está compitiendo. Cuando vaya por primera vez al gimnasio, podrá verse rodeado de muchas personas que están en mejor estado físico que usted, pero eso lo debe tener sin cuidado. El truco más simple para una rutina de ejercicio exitosa es empezar en el nivel que usted se encuentra. Si al principio sólo puede levantar pesas de cinco libras, hágalo. Le sorprenderá descubrir que en pocas semanas podrá levantar sin ningún esfuerzo las pesas de diez libras. En poco tiempo entenderá que la única competencia que lo debe animar es el progreso que hace cada semana. Aun si llega a un punto en donde no rebaja más de peso, el hecho de saber que está más saludable y luce y se siente mejor es motivación suficiente.

Así como usted debe ser moderado con las metas que se traza, también debe serlo con sus gastos. Por estos días, los gimnasios se han convertido en pasarelas. Todo lo que usted necesita es una camiseta, un par de zapatos deportivos, unos pantalones cortos y un par de calcetines. Es lógico que quiera tener las zapatillas ideales, pero si busca un poco, podrá encontrar gangas. No gaste demasiado dinero en máquinas para ejercitarse; si es miembro de un gimnasio, encontrará todas las máquinas que necesite: Además, existe una gran variedad de actividades que puede hacer con poco o ningún equipo.

En la mayoría de vecindarios hay un club de acondicionamiento físico comunitario o de la YMCA en donde puede hacer ejercicio sin importar sus ingresos. Pero si no tiene dinero y no vive cerca a un gimnasio gratuito (escuela, centro comunitario) puede comprar algunas pesas y un libro

En poco tiempo entenderá que la única competencia que lo debe animar es el progreso que hace cada semana.

barato sobre cómo utilizarlas. En caso de que las calles de su vecindario no sean adecuadas para caminar o correr, vaya al centro comercial y dele tres o cuatro vueltas, o desplácese hasta un vecindario más apropiado.

Cuando esté haciendo una actividad aeróbica (correr, montar en bicicleta, nadar o usar una banda caminadora o una escaladora) tome agua constantemente para evitar la deshidratación. Sincronice su mente con su cuerpo. Muchos grandes atletas utilizan la visualización antes de competir, proyectando en la mente las acciones que luego realizarán. Usted también, antes de empezar el ejercicio, debe respirar profundamente e imaginar la acción que está a punto de realizar. Si se está preparando para correr o iniciar algún ejercicio aeróbico, imagine que lo termina orgulloso. Estas imágenes le darán fuerza y aliento, y podrá distraer su mente del cansancio. Es una técnica que funciona para los campeones.

El comienzo de la mañana y el final de la tarde son buenos momentos para ejercitarse y tener una o dos horas para sí mismo. No obstante, si usted es un padre que trabaja (soltero o no), tal vez tenga que levantarse un poco más temprano o acostarse un poco más tarde. Si hace su rutina de ejercicio en la mañana, tendrá energía para el resto del día. En la noche lo relajará y le ayudará a liberar tensiones. (Nota: es preferible no hacer ejercicio justo antes de irse a dormir pues la estimulación puede dificultarle el sueño).

Muy bien, empecemos. Su meta es quemar de 2.000 a 3.000 calorías por semana, a un ritmo de 300 a 500 calorías por sesión. Este es el menú de actividades:

NUESTRAS INSTRUCCIONES FINALES

¿Cómo saber si se está ejercitando al ritmo adecuado? Examine su pulso. Usted ya debe haber determinado el ritmo conveniente con su médico. El método más simple para encontrar el pulso es poner el dedo índice y los dedos del medio sobre la arteria radial, en el punto en que la muñeca se une con el antebrazo. Contabilice el número de veces que late su pulso en 15 segundos con un reloj y multiplique por cuatro. También puede tomarse el pulso en la arteria carótida, en el cuello, ubicando el dedo índice y los dedos del medio sobre el músculo esternomastoideo, el que se marca cuando giramos la cabeza hacia los lados.

Luego haga el cálculo con el método descrito anteriormente.

Tenga cuidado de no hacer demasiada presión porque puede enlentecer el ritmo del corazón o, si ha tenido enfermedad carótida o una historia de accidente cerebrovascular menor,

GASTO CALÓRICO DE ACTIVIDADES

Estas cifras se aplican a una persona de 150 libras. Aumente 10 por ciento de gasto calórico por cada 15 libras por encima de 150, y disminuya 10 por ciento por cada 15 libras por debajo de 150.

Actividad	Calorías por hora
Baile aeróbico	280–700
Ir de excursión al campo	350–770
Badmington (individuales)	480
Baloncesto	360–600
Bicicleta (10 mph) *(16,09 km/h)*	420
(11 mph) *(17,70 km/h)*	480
(12 mph) *(19,31 km/h)*	600
(13 mph) *(20,92 km/h)*	660
Calistenia (fuerte)	600
Jardinería, levantar, agacharse, cavar	500
Golf (sin carrito)	280–490
Balonmano	660
Caminata	660
Montar a caballo	210–560
Cortar el césped (tracción manual)	450
Saltar la cuerda, vigoroso	800
Máquina de remo	840
Correr	
(5 mph)	600
(6 mph)	750

continúa

Gasto calórico de actividades, *continúa*

(7 mph)	870
(8 mph)	1.020
(9 mph)	1.130
(10 mph)	1.235
Palear (con fuerza)	660
Patinaje tradicional, sobre hielo, rápido	700
Esquiar cuesta abajo	600
Esquiar a campo traviesa	
(2.5 mph)	560
(4 mph)	600
(5 mph)	700
(8 mph)	1.020
Caminar en la nieve	490–980
Nadar (25–50 yd/min)	360–750
Tenis, individual	420–480
Tenis, dobles	300–360
Camina	
4 mph (nivel rápido)	420
Subir escaleras	600–1.080
cuesta arriba (3.5 mph)	480–900
Cortar madera	560

puede incluso causar un derrame cerebral. Es mejor consultar con su médico antes de tomarse el pulso mediante esta técnica, especialmente si tiene diabetes, ha tenido un accidente cerebrovascular o daño cerebral.

Una vez más, tenga en cuenta algunas advertencias. Si siente molestia u opresión en el pecho, o dolor en el brazo o en el cuello

CALORÍAS QUEMADAS SEGÚN EL PESO

Actividad	100 lbs.	150 lbs.	200 lbs.
Montar bicicleta, 6 mph	160	240	312
Montar bicicleta, 12 mph	270	410	534
Trotar, 7 mph	610	920	1.230
Salta cuerda	500	750	1.000
Correr, 5.5 mph	440	660	962
Correr, 10 mph	850	1.280	1.664
Nadar, 25 yd/min	185	275	358
Nadar, 50 yd/min	325	275	650
Tenis, individuales	265	400	535
Caminar, 2 mph	160	240	312
Caminar, 3 mph	210	320	416
Caminar, 4.5 mph	295	440	572

durante el ejercicio, podría ser una señal de angina. Paré, pida ayuda o llame al 911. También debe descansar si se siente ahogado o experimenta tos excesiva mientras se ejercita. Igualmente, si siente malestar en los huesos o las articulaciones, calambres musculares severos o dolor en los tendones. Si durante la sesión de ejercicios se desmaya o siente náuseas, deténgase y visite a su médico.

Lo más importante es escuchar a su cuerpo y obedecer lo que le dice. Elija la forma de ejercitarse con la que se sienta más cómodo. Involucre a sus amigos, vaya con ellos a caminar en la mañana a un centro comercial, a un parque o al patio de juegos de una escuela. Vaya a pie hasta el trabajo si puede, y prefiera

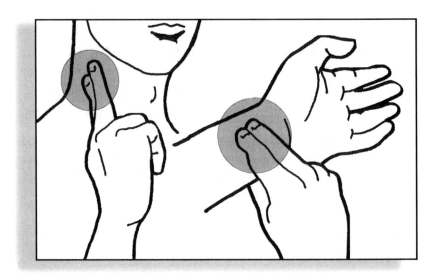

Revise su pulso contando los latidos del corozón en su muñeca o su cuella.

siempre caminar a conducir cuando las distancias lo permitan. Camine durante el almuerzo hasta la librería o un lugar en donde pueda almorzar y despejar su mente al mismo tiempo.

Recuerde que correr no es el único ejercicio aeróbico que puede hacer y que tampoco necesita tener un equipo especializado. Caminar a paso veloz o de manera vigorosa es un gran ejercicio,

> *Elija la forma de ejercitarse con la que se sienta más cómodo.*

le aportan casi todos los beneficios de correr, pero sin el riesgo de las lesiones. Y si prefiere quedarse en casa, sus propias escaleras son una excelente forma de acondicionamiento. Simplemente suba y baje a su ritmo. Si es una persona mayor, es mejor que haga este ejercicio en compañía de una persona cercana que pueda ofrecerle ayuda en caso de necesitarla.

Si le gusta ejercitarse con música, las clases de *step* son divertidas: Puede encontrarlas en el YMCA o en el centro de acondicionamiento físico de su comunidad. También puede hacer estas clases en casa con la ayuda de un televisor y una plataforma de 4 x 6".

Y no olvide los ejercicios de fuerza. Aunque usted no quiera ser *Superman* o *La mujer maravilla*, entrenar con pesas de mano o máquinas, al igual que el ejercicio aeróbico, mejora sus niveles de colesterol, ayuda a controlar su peso y a mejorar condiciones como la diabetes. Además, estos ejercicios le ayudarán a vivir con enfermedades degenerativas como la artritis, pues mejoran la flexibilidad y el equilibrio. El entrenamiento con pesas no sólo es bueno para los hombres, sino también para las mujeres, que sufren de atrofia muscular con mucha frecuencia.

Si va a trabajar con pesas, particularmente pesas de mano, procure tener un instructor cerca, en especial cuando esté empezando con la rutina. Y recuerde que es muchísimo mejor hacer repeticiones múltiples levantando un peso con el que se sienta cómodo que intentar impresionar a las personas con pesas demasiado grandes para usted. Su meta es mejorar el tono muscular y la fuerza, y no la de levantar grandes volúmenes como los profesionales.

El mundo es nuestro gimnasio y no necesita ser rico o tener mucho o poder para pertenecer a él. Su propio cuerpo es el único tiquete que necesita para ser admitido.

Antes de concluir esta parte de la discusión, queremos hacer algunas recomendaciones sobre el ejercicio si usted sufre de una enfermedad debilitante o que limita su desempeño, como la artritis. La enfermedad degenerativa de las articulaciones suele causar dolor y levantar pesas lo empeora. Para las personas artríticas el mejor ejercicio es nadar, a menos que el dolor de rodilla lo impida. Montar en bicicleta también es un buen deporte para las personas con artritis.

Los pacientes con diabetes también se benefician del ejercicio, pues les ayuda a disminuir el azúcar en la sangre y en algunos casos les permite dejar de tomar los medicamentos o la insulina. En particular, caminar es un excelente ejercicio para la diabetes, sólo recuerde que es importante usar calzado apropiado para proteger los pies y las piernas de lesiones causadas por el pobre flujo sanguíneo que acompaña a la diabetes.

Los pacientes en recuperación de una cirugía cardiaca o un ataque cardiaco deben hacer ejercicio supervisado como parte de su programa de rehabilitación cardiaca. Regresarán a la vida normal luego de esta rutina y previa aprobación de sus doctores, lo que significa ejercicio regular.

Finalmente, si sus niveles de colesterol o triglicéridos son excepcionalmente altos, el ejercicio disminuye el colesterol malo (LDL) y los niveles de triglicéridos y el ejercicio aeróbico aumenta el colesterol bueno.

EVITE AISLARSE

Sufrir de estrés cuando se está solo puede ser una tortura. Irónicamente, el estrés crónico suele conducir al aislamiento, ya que las personas se obsesionan consigo mismas, están deprimidas y sienten que no valen nada. Algunas veces las personas estresadas y deprimidas, enojadas e incluso asqueadas consigo mismas, también se comportan de forma hostil con los demás, descargando su malestar con quien sea que esté a la mano. Naturalmente, en estas circunstancias, es muy probable que terminen alejándose de sus familiares y amigos.

Recuerde que somos animales sociales, no estamos hechos para vivir en soledad. Si se siente alejado de sus allegados y familiares, vaya a un parque en donde haya niños. Véalos jugar, escúchelos reír. Su risa despertará algo en usted con lo que tal vez ha perdido contacto.

Hacer diligencias también puede ayudar porque lo obligan a salir de casa, ir a algún lado e interactuar con personas, aunque sea a un nivel formal, pero de todos modos estará haciendo contacto con otros seres humanos que suelen implicar sonrisas y amabilidad.

Es cierto que las personas están ocupadas y lo olvidan, pero a la mayoría de nosotros nos agrada recibir una llamada de alguien que quiere vernos.

Cuando usted está deprimido, se sienta a esperar que las personas lo llamen, y si no lo hacen, usted se vale de esto como una demostración más de que no es una buena persona y de que nadie lo quiere más de lo que usted se quiere a sí mismo.

Intente hacer un par de llamadas, la primera es la más difícil. Es cierto que las personas están ocupadas y lo olvidan, pero a la mayoría de nosotros nos agrada recibir una llamada de alguien que quiere vernos. Almuerce con un amigo o reúnase con varios de noche. Tal vez le resulte complicado hacerlo, pero es una manera de actuar, de hacer algo por usted mismo y de romper con la terrible resignación pasiva que impone el estrés. Compartir con otros nos saca de la meditación melancólica y nos muestra un rayo de luz, así que busque alguien con quien hablar. Muchas veces, lo que los otros pueden ofrecernos no son consejos sino escucharnos, y esa puede ser justo la medicina que necesita una persona estresada.

ESTRÉS EN EL TRABAJO

Es posible que cierta porción de estrés en el trabajo sea inevitable. El trabajo repetitivo, en especial con jefes tiranos (o, en ocasiones, sexistas o racistas) puede ser una verdadera pesadilla de la que usted sólo podrá escapar buscando otro empleo o incluso aprendiendo nuevas habilidades.

Pero en la medida en que el trabajo lo permita, usted puede mejorar las cosas en muchas ocasiones. La mayoría de las personas se estresan en el trabajo por una sensación de impotencia. En lo posible, sea entonces un ciudadano activo en su lugar de trabajo. Haga preguntas y plantee sugerencias. Y cultive buenas relaciones con sus compañeros de trabajo: Ese sentido de solidaridad puede ser el inicio de una nueva sensación de control.

Los expertos invitan a adoptar una actitud decidida en el trabajo. "¿Cómo hago para llegar allá desde aquí?", probablemente se pregunte usted. Anotar simplemente cuál es el problema y hacer una lista de opciones para resolverlo —incluso el no hacer nada— puede ser un magnífico inicio. Enumere no sólo las soluciones obvias, sino también las inusuales; y haga una lista de los pros y los contras para cada una. Si sigue dicho proceso, descubrirá que los problemas que no parecían tener solución, en realidad pueden tener varias. Juegue con dichas soluciones. Sea flexible, sin olvidar que si se decide por una y no resulta, puede optar por otra. La simple actividad de trabajar en la búsqueda de una solución traerá sus propias recompensas. En tales casos, la acción casi siempre es preferible a la inacción, y pensar con claridad y paciencia puede ser una forma de acción.

Asimismo, adopte el hábito de decir lo que piensa, saber lo que quiere, y hacer lo que está en su poder. Esto no significa que tenga que convertirse en un bocón o en buscapleitos, sino que debe respetarse a sí mismo. En el proceso de expresar sus opiniones, hallará que otros le expresarán las suyas. Puede que usted descubra que está cambiando o que otros cambian bajo su influencia. Inicie conversaciones y amistades. Puede que no esté en forma y se sienta oxidado. Pero, al igual que con todo, la práctica lo hará, si no un maestro, algo mejor. Es simplemente cuestión de persistencia.

Saber lo que quiere es el primer paso para lograrlo. A veces nos sumergimos en una profunda depresión causada por el estrés, de modo que nos sentimos demasiado impotentes como para querer algo. Aunque es difícil realizar cualquier movimiento en ese estado, trate de hacer una lista de diez cosas que le gustaría hacer. Haga otras listas de cosas que le gustaría que sucedieran en su vida.

> *Adopte el hábito de decir lo que piensa, saber lo que quiere, y hacer lo que está en su poder lograr.*

Mantenga su centro y no pierda la visión del conjunto, aunque como decía el doctor Martin Luther King, Jr., "la copa de la resignación se colma".

SUEÑO

Si sufre de insomnio por causa del estrés, debe corregir el problema. La falta de sueño alimenta el estrés y hace que usted sea temperamental, irascible, más propenso a enfermarse y a las cosas que le produjeron estrés en principio. Regular su sueño debe ser una de sus mayores prioridades.

Eso implica evitar estimulantes como el alcohol, la cafeína y la nicotina. Todos ellos pueden alterar el sueño. Desarrolle buenos hábitos para dormir. Si ve una película violenta antes de irse a la cama, es poco probable que duerma con facilidad.

Descubra formas de calmarse antes de irse a dormir. Lea algo que lo tranquilice o incluso que lo aburra. Escuche música suave. Cuando esté en la cama, elimine los obstáculos para el sueño. Use tapones para eliminar los ruidos molestos. Relaje el cuerpo tensionando y relajando los músculos de manera sistemática: primero los pies, luego, subiendo gradualmente, las piernas, el tronco, el pecho, el cuello, la mandíbula, las mejillas y el entrecejo. Hágalo unas cuantas veces si es preciso. Funciona.

Prestar atención a la respiración también puede ser útil. Trate de estabilizarla y de hacerlo pausadamente. Centre su atención en la respiración. Cuando su mente empiece a divagar, concéntrese de nuevo en la respiración.

Si nada de eso le sirve, existen otros recursos. Pídale a su médico que lo remita a una clínica del sueño donde podrá recibir tratamiento médico o retroalimentación biológica. No recomendamos usar somníferos de venta libre. Si sufre de problemas de insomnio, autoformularse puede ser riesgoso. Mejor hable con su médico.

ORACIÓN Y MEDITACIÓN

Para algunas personas que no sufren afecciones cardiovasculares, dirigir la mente hacia algo o alguien más grande que nuestro yo es una forma efectiva de lidiar con el estrés. El cardiólogo doctor Randolph Byrd informa que los pacientes que oran todos los días tienen menos probabilidades de enfermarse que quienes no lo hacen, y que en caso de hacerlo, padecen dolencias menos graves. Aunque la oración puede jugar un papel importante en las vidas de algunos pacientes cardiovasculares, no debe reemplazar la búsqueda de atención médica, las visitas al médico y el seguimiento del tratamiento prescrito.

Otra disciplina espiritual para controlar el estrés es la meditación. Muchas personas han descubierto en la meditación un ejercicio práctico que las calma y les permite disfrutar con mayor plenitud de los frutos de la vida. Actualmente es fácil encontrar centros de meditación en las grandes ciudades, y muchos de ellos ofrecen instrucción gratuita o económica. Los principios básicos de la meditación son bastante simples, y usted puede comenzar sin recibir instrucción.

Elija una hora del día y un lugar tranquilo y libre de distracciones e interrupciones. Siéntese en un cojín grueso en el suelo, con las piernas cruzadas, o en una silla de espaldar recto, manteniendo su postura recta y sin apoyarse contra el espaldar. Su columna, su cuello y la parte superior de su cabeza deben estar alineadas, como si alguien lo estuviera halando con una cuerda pegada a la parte superior de la cabeza. En otras palabras, siéntese erguido.

Actualmente es fácil encontrar centros de meditación en las grandes ciudades, y muchos de ellos ofrecen instrucción gratuita o económica.

Permanezca sentado y sin moverse, descansando las palmas de la mano en los muslos. Descanse los ojos también, fijando la mirada suavemente en un punto a unos cinco pies delante de usted en el suelo. Mantenga la mirada allí, pero sin fijarla en un punto específico. Ubique la respiración en el abdomen. Puede hacerlo exhalando el aire y luego fijando la atención en la entrada y salida del aire. Haga esto por diez o más respiraciones, hasta que haya localizado la respiración. Luego respire naturalmente, sin tratar de respirar de una forma especial, pero siendo consciente de su respiración en la inhalación y exhalación espontáneas.

Puede empezar sentándose diez minutos cada día, o dos veces al día, y luego extender el tiempo cuando se habitúe a la práctica. Utilice un cronómetro para que no tenga necesidad de mirar el reloj. Es más importante mantener una continuidad en la práctica diaria que sentarse esporádicamente por periodos de tiempo más largos. Por ejemplo, siéntese 10 minutos todos los días al levantarse, en lugar de sentarse por 30 minutos el lunes y no volver a hacer nada hasta el jueves.

Mientras está sentado, usted se dará cuenta de que su mente produce un flujo interminable de imágenes, preocupaciones, planes, sueños y pensamientos positivos y negativos que corren unos tras otros. En la etapa inicial, la urgencia sostenida con la que su mente prolonga estos pensamientos al azar puede ser estridente y desagradable. Es lo que los budistas llaman "mente mono" o "mente saltamontes", por obvias razones. Pero la meditación entrena la mente para ver este flujo interminable como un espectáculo pasajero, donde ningún pensamiento es más importante que el otro. Si usted se siente atrapado en sus planes para el día, le preocupa una cita urgente, siente ansiedad por sus hijos, por su alimentación, vacaciones u otras fantasías, póngale un rótulo a ese "pensamiento" y sea consciente de su respiración y del momento presente.

La clave es permanecer alerta y relajado, dejando que los pensamientos aparezcan y desaparezcan. Cuando le sorprenda estar atrapado en uno de ellos, simplemente clasifíquelo como "pensamiento", y vuelva a respirar. Esto sucederá una y otra vez en el transcurso de los 10 minutos. Comience de nuevo, volviendo a la respiración y regresando al presente. A veces se cree erróneamente que la meditación es una forma de "despejar la mente". Usted no la despejará, pero aprenderá a mirarla de otra manera: con ecuanimidad.

TERAPIA PROFESIONAL

Mucho de lo que hemos dicho tiene que ver con combatir el estrés por nuestros propios medios. Pero en algunas ocasiones nuestros problemas se hacen más grandes que nuestra capacidad para resolverlos. Es ahí cuando, por fortuna, podemos acudir a instituciones profesionales y a personas que pueden ayudarnos. Por ejemplo, hacemos mucho énfasis en recomendar programas de doce pasos, como los de Alcohólicos Anónimos y otros similares diseñados para ayudar a deshacernos de los malos hábitos y curarnos de la vergüenza que en un comienzo contribuyó a sumergirnos en la dependencia. En un grupo de apoyo, usted puede compartir la mayor parte de sus sentimientos dolorosos de vergüenza, culpabilidad y tensión sin ponerse en ridículo. Y escuchar las conmovedoras y en ocasiones heroicas historias de otros, es algo que ayuda a poner nuestra situación en perspectiva.

Muchos han descubierto que estar en un espacio protegido donde pueden reír y llorar con libertad es en una buena medicina.

Actualmente hay grupos de apoyo para casi cualquier persona. Muchos han descubierto que estar en un espacio protegido donde pueden reír y llorar con libertad es una buena medicina. Es también el comienzo de un retorno al mundo social para quienes han permitido que la vergüenza y la impotencia los aíslen.

Finalmente, y si nada funciona, está la terapia. Su médico o su pastor deberían poder recomendarle un consejero que pueda ofrecerle la ayuda que necesita. Algunas veces, unas pocas sesiones logran el objetivo al hacernos cambiar nuestra perspectiva y nos llevan de vuelta a una vida positiva, mientras que en otras ocasiones todo puede tardar más tiempo. En ciertas instancias puede bastar con la consejería, o se hace necesario formular un antidepresivo o reductor del estrés que abundan en el mercado. La terapia está disponible y es una herramienta para su beneficio. No dude en aprovecharla.

Nuestro tema básico es simple, y lo repetiremos una vez más para asegurarnos de que esté claro: Nadie tiene que llegar al borde de la desesperación por causa del estrés. Existen recursos para ayudarle a encontrar un camino hacia una vida productiva y afectuosa. Tenga orgullo y coraje y decídase por la vida.

CAMBIE SUS PENSAMIENTOS

Una de las maneras en que la gente demuestra pereza es cuando no cambia sus pensamientos. Es más fácil —o parece serlo— aferrarnos a lo establecido, a lo familiar y a aquello que da a nuestras vidas la apariencia de una rutina cómoda. El único problema es que nosotros, las personas que conocemos y el mundo están cambiando continuamente a nuestro alrededor, y si nos volvemos rígidos, podemos comenzar a sentirnos criticados simplemente porque estamos desfasados con la forma en que funciona la vida en realidad. Las personas no actúan como nosotros pensamos que deberían hacerlo, el periódico es peor de lo que debería ser, nos damos cuenta de que no podemos pagar las cuentas, nos enfermamos, un amigo nos abandona, un ser querido muere. Estas cosas "no deberían" pasar, pero pasan.

A menudo, lo que tenemos que hacer es salir de la tormenta. Luchar contra ella es inútil. Muchos aspectos de nuestras vidas están fuera de nuestro control. Son aquellos con los que debemos aprender a convivir para evitar el estrés innecesario.

Naturalmente, sufrimos cuando sucede algo malo. Pero incluso entonces estamos en libertad de no sentir más dolor negando lo que pasó o resistiéndonos a aceptarlo. Al final, todos debemos hacer las paces incluso con los golpes más duros, pues la otra alternativa es la miseria sin fin. Cuando hablamos de mitigar el estrés, nos referimos a hacer esas paces.

Para algunas personas, orar, meditar, practicar ejercicio, estar con otros, reír y respirar profundo son formas de "cambiar nuestros pensamientos" y marcar una distancia entre nosotros y nuestra tristeza.

> *Al final, todos debemos hacer las paces incluso con los golpes más duros, pues la otra alternativa es la miseria sin fin.*

Por supuesto que el sufrimiento es real, y todos lo padecemos tan bien como podemos. El truco es no hacerlo peor. Podemos lamentarnos, llevar luto, conmemorar los desastres y adversidades, pero al final debemos encontrar un camino para permitir que nuestras vidas sigan adelante.

Incluso las personas que sienten como si siempre hubieran estado movidas por convicciones y emociones tan inmutables como la salida del sol, pueden recobrarse de la pena, cambiar sus vidas después del desastre, regresar más fuertes que antes si practican aquello que las hace sentir bien en cuerpo y alma, porque las pérdidas y el dolor pueden ser maestros poderosos. Piense de esta forma: Usted siempre tiene la fuerza suficiente para abrir la puerta siguiente. Sólo se requiere paciencia, determinación y tomar decisiones correctas. Aprender a controlar el estrés es uno de los mayores regalos que puede hacerse. Muchas personas lo han logrado, y usted también puede hacerlo.

Ésta es la fórmula: Aprenda a saber qué es lo que quiere y asegúrese de que sea algo realista. Tener salud en cuerpo y alma, y mantener su sistema cardiovascular en buen estado, es un deseo realista y una meta alcanzable para muchas personas. Al hacer esto, usted puede hacerle honor al regalo de la vida que nos fue dado mientras intentamos que nuestro paso por la tierra sea tan fructífero y agradable como sea posible.

Capítulo 9

SUS DERECHOS
COMO PACIENTE

L OLITA HERNÁNDEZ IBA RETRASADA y presa del pánico. Había salido de su casa en el este de Chicago con lo que parecía tiempo de sobra, pero había tenido que abrirse paso por entre la congestión del tráfico. Cuando finalmente llegó al hospital, estacionó en el primer espacio libre que vio. Decía PROHIBIDO ESTACIONAR pero apenas advirtió la señal.

Su padre entraría a la sala de operaciones en unos minutos y tenía que verlo antes.

¡Era increíble que se encontrara en ese lugar después de tanta planeación! Era la tercera operación a la que se sometía su padre; tenían que encontrar al mejor cirujano, Lolita, su madre, su hermano y su hermana decidieron que el hospital universitario era la mejor oportunidad. Les dijeron que el cirujano que lo operaría tenía un historial excelente, y les dieron una visita guiada por la Unidad de Cuidados Intensivos en la que se recuperaría su padre

Alfonso. Unos días antes habían conocido al cirujano, quien mostró una confianza absoluta en el resultado, pero ellos no pudieron hacerle las preguntas que hubieran querido porque no había un traductor presente, y no siempre tuvieron la certeza de entender las explicaciones que les dio. Por lo demás, todo había salido según lo estipulado. ¡Y ahora ella llegaba tarde!

Le pidió al guardia de seguridad del hospital que le indicara cómo llegar a la sala de operaciones, pero éste replicó: "Usted no parece ser médica. Muéstreme una identificación". Cuando ella le explicó que iba a visitar a su padre antes de ser sometido a una cirugía, el guardia le dijo que siguiera la línea amarilla y le preguntara a la siguiente persona que encontrara.

Lolita tuvo algunas dudas mientras corría por el pasillo.

"Se supone que éste es el mejor hospital de Chicago, pero no tienen modales". La confianza en que su padre estaría bien había disminuido notablemente.

Cuando llegó sudorosa y cansada a la sala de espera, su familia ya estaba allá. Había llegado demasiado tarde, y no podía hacer nada, aparte de acompañarlos y esperar. Todos permanecieron en silencio, conteniendo el aliento y con sus ojos llenos de incertidumbre. Era una sala pequeña y con pocas sillas; solo había dos libres. Su madre se sentó en una, y Lolita y sus hermanos se turnaron la otra o dieron vueltas por la sala. La situación no era agradable. El volumen del televisor estaba demasiado alto y el sitio parecía llevar varias semanas sin barrer o limpiar.

Lolita tenía tiempo de sobra para pensar. Estaba preocupada por su padre, pero también por su madre. Alfonso y Amada llevaban 30 años de casados; eran esposos en todo el sentido de la palabra y casi inseparables. ¿Qué haría Amada si le sucedía algo a su esposo?

En ese momento los pensamientos de Lolita se vieron interrumpidos.

"¿Está aquí la familia Hernández?", oyó que alguien gritó, y cuando levantó la cabeza vio a un grupo de médicos encabezados por un cirujano afroamericano. Lolita se levantó de la silla; el cirujano se acercó y le dijo en voz alta: "Todavía está en la sala de operaciones; debe salir pronto". Lolita se preguntó por qué tenía que hacerle ese anuncio público a toda la sala de espera. *Qué fría esta gente, y qué falta de calor humano*, pensó ella.

Transcurrieron otras seis horas antes de que la familia Hernández recibiera otra noticia. Lolita estaba nerviosa, se culpaba por no haber hecho más preguntas y por no haber buscado un médico hispano. Pasaron dos horas más. Lolita y su familia se mantenían en silencio excepto por las ocasionales palabras de aliento que le daban a su madre. Lolita escuchó de nuevo las palabras en voz alta: "¿Está aquí la familia Hernández?" Esta vez era un médico joven de raza blanca que ella no había visto antes. "Por favor, vengan conmigo", le dijo a la familia.

En otra sala, el cirujano miró al suelo y pronunció las terribles palabras: "Lo siento, no aguantó. Hice lo que estaba a mi alcance".

Lolita se sintió petrificada, pero consiguió preguntarle: "¿Dónde está el cirujano con el que hablamos antes de la cirugía? Se supone que era él quien iba a operarlo".

"Sí, lo sé", le respondió. "Pero resulta que él tenía otra cirugía programada a la misma hora y tuve que relevarlo. Supongo que debí haberles dicho antes, pero su padre estaba mal y no quise perder tiempo. Siento mucho su pérdida".

Además del inmenso dolor, Lolita sintió rabia. Quería culpar a alguien, y aunque trataba de contenerse, no pudo impedir la avalancha de pensamientos: *El hospital es tan grande que a nadie le importa nada; fueron fríos con nosotros porque somos hispanos; debí haberle hecho más preguntas al cirujano cuando me reuní con él; pudieron haber sido más atentos*, y también *papá estaba muy enfermo. Supongo que nadie podría haberlo ayudado, aunque simplemente hubiera querido que todos hubieran hecho lo que estaba su alcance.*

Usted no renuncia a sus derechos humanos cuando es admitido en un hospital. La mejor manera de defender estos derechos es llegar con un conocimiento claro del tratamiento adecuado y esperar la cortesía que usted merece. No sienta miedo de hacer preguntas. Sea cordial pero sin perder la firmeza, mantenga la determinación pero también la disposición a ayudar. Algunos de sus derechos son:

- El derecho a conocer la identidad de todos los médicos, enfermeras, estudiantes o residentes que lo atiendan o tengan contacto con usted en calidad de paciente.
- El derecho a recibir información completa sobre su enfermedad y tratamiento de manera confidencial y respetuosa.
- El derecho a recibir toda la información antes de someterse a cualquier tratamiento y de firmar un acuerdo de consentimiento con conocimiento de causa.
- El derecho a rechazar el consentimiento.
- El derecho a revisar todos los registros y comunicaciones sobre su tratamiento.
- El derecho a preparar instrucciones anticipadas, como un testamento vital, nombrar a un encargado de los trámites de atención en caso de que usted no pueda tomar decisiones y que sus instrucciones sean respetadas por el hospital.
- El derecho a saber si el hospital participa en algún tipo de experimento con seres humanos que pudiera afectar la atención que usted reciba.
- El derecho a recibir atención considerada y respetuosa.

Nota final

ESTE LIBRO FUE ESCRITO para ayudarle a entender la enfermedad cardiaca y sus tratamientos, y esperamos haber cumplido con este objetivo. También esperamos que este libro le ayude a asumir el control de su salud y a entender cómo trabajar de manera conjunta con el sistema médico para recibir beneficios. El conocimiento es poder. Mientras más conocimientos tenga usted, mayor será su poder. Mientras más tiempo viva y más experiencias tenga usted, mayores serán sus conocimientos y su capacidad para ayudarse a sí mismo, a su familia y a su comunidad. Su vida es importante. ¡Elija vivir!

Apéndice

MEDICAMENTOS COMUNES EN EL TRATAMIENTO DE LA ENFERMEDAD CARDIACA

L OS MEDICAMENTOS SE PRESCRIBEN generalmente para ayudar a prevenir o a controlar la enfermedad cardiaca y reducir el riesgo de un ataque al corazón. Entre los medicamentos que su médico puede prescribirle están:

ARB • La Angiotensina II es un químico que fortalece los vasos sanguíneos. Los bloqueadores del receptor de la Angiotensina II (ARB) son medicamentos que bloquean este potente químico, y hacen que los vasos sanguíneos se relajen. Los ARB se utilizan para tratar la presión arterial elevada, en la prevención y tratamiento de la insuficiencia cardiaca y para evitar daños en los riñones como consecuencia de la diabetes.

ASPIRINA • La aspirina ayuda a reducir el riesgo de un ataque cardiaco en pacientes que ya lo han sufrido. Usted no debe tomar aspirina sin la aprobación de su médico.

DIGITALIS • Se prescribe para fortalecer la acción de bombeo del corazón. Ayuda a que el corazón se contraiga con mayor fuerza y a reducir el ritmo cardiaco en algunos pacientes.

INHIBIDORES ACE (ENZIMA CONVERTIDORA DE ANGIOTENSINA) • Estas medicinas suelen prescribirse después de un ataque al corazón. Ayudan a controlar la presión arterial y regulan un químico que produce el estrechamiento de los vasos sanguíneos.

BLOQUEADORES BETA • Los bloqueadores beta se prescriben para reducir la hipertensión arterial y para el dolor de pecho. Reducen el ritmo cardiaco y ayudan a disminuir la fuerza de contracción del corazón.

NITRATOS (INCLUYENDO LA NITROGLICERINA) • Los nitratos se prescriben para aliviar la angina. Relajan los vasos sanguíneos y ayudan a aliviar el dolor en el pecho.

BLOQUEADORES DE LOS CANALES DE CALCIO • Estos medicamentos se usan también para reducir la presión alta, pues relajan los vasos sanguíneos. También alivian el dolor en el pecho.

DIURÉTICOS • Llamados también "píldoras para eliminar agua", los diuréticos reducen la cantidad de fluidos en el cuerpo, lo que ayuda a que el corazón funcione mejor.

AGENTES REDUCTORES DEL COLESTEROL EN LA SANGRE • Los medicamentos de "estatina" se prescriben algunas veces para pacientes con el colesterol alto. Reducen los niveles de colesterol "malo" (LDL) en la sangre.

AGENTES TROMBOLÍTICOS • Adelgazan la sangre y se administran con frecuencia en episodios de ataques al corazón para disolver coágulos de sangre en una arteria coronaria con el fin de restaurar el flujo sanguíneo al corazón.

Advertencia: Es importante recordar que todos los medicamentos producen efectos secundarios. Incluso la aspirina puede causar daños si se toma de forma irresponsable. Pregúntele a su médico por los efectos secundarios del medicamento que está tomando y comuníquese de inmediato con el facultativo si experimenta alguno de ellos.

No intente cambiar o reducir súbitamente la cantidad de medicamentos que esté tomando sin consultar con su médico.

Hacer esto puede generar consecuencias graves.

OPCIONES QUIRÚRGICAS

En algunas ocasiones, los medicamentos no son suficientes, y se requiere una intervención quirúrgica. Enfrentar la posibilidad de una cirugía al corazón puede ser muy asustador, pero le permite saber qué esperar exactamente y cómo prepararse de la mejor manera posible para la cirugía y para el periodo de recuperación. Hable con su proveedor de atención de salud.

Referencias

Agencia para la Investigación y la Calidad de los Servicios de Salud. Resultados de la revisión sistemática de la investigación sobre el diagnóstico y tratamiento de la enfermedad coronaria en mujeres. Número 80, AHRQ Publicación Número 03 E034. Washington, D.C.: Departamento de Salud de los Estados Unidos, Servicios de Salud Pública. 2003.

Asociación Americana del Corazón, Comité de Nutrición, A.H. Lichtenstein, L.J. Appel, M. Brands, M. Carnethon, S. Daniels, H.A. Franch, B. Franklin, P. Kris Etherton, W.S. Harris, B. Howard, N. Karanja, M. lefevre, L. Rudel, F. Sacks, L. Van Horn, M. Winston, J. Wylie Rosett. Revisiones a las recomendaciones sobre dieta y estilo de vida 2006: una afirmación científica por parte de la Asociación Americana del Corazón, Comité de Nutrición.

Appel, L.J., M.W. Brands, S.R. Daniels et al; Asociación Americana del Corazón. Perspectivas alimenticias para la prevención y el tratamiento de la hipertensión: una afirmación científica por parte de la Asociación Americana del Corazón. *Hypertension.* 2006; 47 (2): 296-308

Appel, L.J., T.J. Moore, E. Obarzanek, W.M. Vollmer, L.P.
Svetkey, F.M. Sacks, G.A. Bray, T.M. Vogt, J.A. Cutler, M.M.
Windhauser, P.H. Lin, N. Karanja. Un estudio clínico de los
efectos que tienen las costumbres alimenticias sobre la presión arterial (A clinical trial of the effects of dietary patterns
on blood pressure). Grupo Colaborativo de Investigación
DASH. *NEngl JMed*.1997 Apr 17; 336(16):1117-24.

Appel, L.J., F.M. Sacks, V.I. Carey, et al. Los efectos del consumo
de proteína, grasas monosaturadas y carbohitrados en la
presión arterial y los sueros lípidos: Resultados de un estudio clínico randomizado de OmniHeart. (The effects of protein, monounsaturated fat, and carbohydrate intake on
blood pressure and serum lipids: Results of the OmniHeart
randomized trial). *JAMA*. 2005; 294(19):2455-2464.

ATP III. Resúmen ejecutivo del tercer informe del Programa
Nacional de Educación sobre el Colesterol (NCEP, por sus
siglas en inglés) panel de expertos sobre la detección, la evaluación y el tratamiento de la presión arterial alta en los
adultos (Panel de tratamiento de adultos) (Executive summary of the third report of the National Cholesterol
Education Program (NCEP) expert panel on detection, evaluation, and treatment of high blood cholesterol in adults).
JAMA. 2001; 285:2486-2497.

Burt, VL, P. Whelton, E.J. Roccella, et al. Prevalencia de la
hipertensión en la población estadounidense adulta: resultado
del tercer National Health and Nutrition Examination Survey
1988-1991(Prevalence of hypertension in the US adult popu-
lation: results from the Third National Health and Nutrition
Examination Survey, 1988-1991). 1995; 25(3):305-13.

Cho, E,J. E.Manson, M.J. Stampfer, C.G. Solomon, G.A. Colditz,
F.E. Speizer, W.C.Willett, F.B. Hu. Un estudio prospectivo

acerca de la obesidad y el riesgo de enfermedad coronaria entre mujeres diabéticas (A prospective study of obesity and risk of coronary heart disease among diabetic women). *Diabetes Care.* 2002 Jul; 25(7):1142-.

Colditz, G.A.; Stampfer, M.J., W.C. Willett, B.Rosner, F.E. Speizer, C.H. Hennekens. Un estudio prospectivo sobre la historia parental del infarto de miocardio y enfermedad coronaria en mujeres (A prospective study of parental history of myocardial infarction and coronary heart disease in women). *AmJEpidem.* 1986; 123:48-58.

Couillard, N., D. Bergeron. Prud'homme et al., Diferencias de género en lipemis posprandial: importancia de la acumulación del tejido adiposo visceral. (Gender difference in postprandial lipemia: importance of visceral adipose tissue accumulation). *ArteriosclerThromb VascBiol* 19 (1999), pp. 2448–2455.

Cullen, P. Evidencia de que los trigliceridos son un riesgo independiente de la enfermedad coronaria (Evidence that triglycerides are an independent coronary heart disease risk factor). *Am. J. Cardiol.* 2000; 86:943-949.

Dansinger, M.L., J.A. Gleason, J.L. Griffith, H.P. Selker, E.J. Schaefer. Comparación de las dietas Atkins, Ornish, Weight Watchers, y The Zone para la pérdida de peso y la reducción de los riesgos de enfermedad cardiaca. Un estudio clínico randomizado (Comparison of the Atkins, Ornish,Weight Watchers, and Zone diets for weight loss and heart disease risk reduction: a randomized trial). *JAMA* 2005 Jan 5;293(1):43-53.

DeLorgeril, M., et al., La dieta mediterránea rica en ácido alfa-linolénico en la prevención secundaria de la enfermedad coronaria (Mediterranean alpha-linolenic acid-rich diet in the secondary prevention of coronary heart disease), *Lancet*, 1994, 343, 1454.

De, S., G. Searles, H. Haddad. La prevalencia de factores de riesgo cardiacos en mujeres de 45 años o menos que se someten a un angiografía por causa de un dolor en el pecho no diagnosticado (The prevalence of cardiac risk factors in women 45 years of age or younger undergoing angiography for evaluation of undiagnosed chest pain). *Can J Cardiol.* 2002 Sep; 18(9):945-8.

Grupo de Investigación del Programa de Prevención de la Diabetes. Reducción e la incidencia de la diabetes tipo 2 con cambios en el estilo de vida o metformin (Reduction in the incidence of type 2 diabetes with lifestyle intervention or metformin). *N Engl J Med* 2002; 346:393-403.

Downs, J.R., M. Clearfield, S.Weis, et al. Prevención primaria de eventos coronaries agudos con lovastatin en hombres y mujeres con niveles de colesteron promedio: resultados de AFCAPS/TexCAPS. (Primary prevention of acute coronary events with lovastatin in men and women with average cholesterol levels: results of AFCAPS/TexCAPS). (Air Force/Texas Coronary Atherosclerosis Prevention Study). *JAMA* 1998; 279(20):1615-22.

Panel experto en la detección, la evaluación y el tratamiento del colesterol alto en adultos. Resumen ejecutivo del tercer reporte del National Cholesterol Education Program (NCEP) Expert Panel on Detection, Evaluation, and Treatment of High Blood Cholesterol in Adults Executive summary of the third report of the National Cholesterol Education Program (NCEP) Expert Panel on Detection, Evaluation, and Treatment of High Blood Cholesterol in Adults (AdultTreatment Panel III). *JAMA.* 2001; 285(19):2486-2497.

Ford, E.S.,W.H. Giles,W.H. Dietz. Prevalencia del syndrome metabólico en adultos estadounidenses: descubrimientos del tercer National Health and Nutrition Examination Survey (Prevalence of the metabolic syndrome among US adults: findings from the third National Health and Nutrition Examination Survey). *JAMA.* 2002 Jan 16; 287(3):356-9.

GISSI-Prevenzione Investigators. (Gruppo Italiano per lo Studio della Sopravvivenza nell'Infarto miocardico.) Suplemetación alimenticia con ácidos grasos polisaturados n-3 y vitamina E despúes de un infarto del miocardio: resultados del estudio clínico de GISSI-Prevenzione (Dietary supplementation with n-3 polyunsaturated fatty acids and vitamin E after myocardial infarction: results of the GISSI-Prevenzione trial). *Lancet* 1999; 354(9177):447-55.

Gordon,T.,W.P. Castelli, M.C. Hjortland,W.B. Kannel: La predicción de la enfermedad coronaria a partir de alta densidad y otras lipoproteinas: Una perspectiva histórica The prediction of coronary heart disease by high-density and other lipoproteins: An historical perspective) in Rifkind, B.M., Levy, R.I. (eds): *Hyperlipidemia: Diagnosis and Therapy.* (Publ), Grune & Stratton, Inc.; 1977:71-78.

Gordon, T.,W.P. Castelli, M.C. Hjortland,W.B. Kannel, T.R. Dawber. Cómo predecir la enfermedad coronaria en personas de mediana edad y mayores. (Predicting coronary heart disease in middle-aged and older persons). The Framington study. *JAMA.* 1977 Aug 8; 238(6):497–499.

Grundy, S.M. Stanol esters como componente de una terapia alimenticia maximal en el reporte del National Cholesterol Education Program Adult Treatment Panel III (Stanol esters as a component of maximal dietary therapy in the National

Cholesterol Education Program Adult Treatment Panel III report). *Am J Cardiol.* 2005; 96(1A):47D–50D.

Hajjar, I., Kotchen, T.A. Tendencias en temas de prevalencia, consciencia, tratamiento y control de la hipertensión en los Estados Unidos, 1988-2000 (Trends in prevalence, awareness, treatment, and control of hypertension in the United States, 1988-2000). *JAMA.* 2003; 290:199-206

Haskell,W.L., I.M. Lee, R.R. Pate, K.E. Powell, S.N. Blair, B.A. Franklin, C.A.Macera, G.W. Heath, P.D. Thompson, A. Bauman. Actividad física y salud pública: Lista actualizada de recomendaciones para adultos por el American College of SportsMedicine y la Asociación Americana del Corazón (Physical activity and public health updated recommendation for adults from the American College of Sports Medicine and the American Heart Association). *Circulation.* 2007 Aug 1.

Hulley, S., D. Grady, T. Bush, C. Furberg, D. Herrington, B. Riggs, E. Vittinghoff. Estudio clínico de estrógeno mas progestina para la prevención secundaria de la enfermedad coronaria en mujeres postmenopáusicas (Randomized trial of estrogen plus progestin for secondary prevention of coronary heart disease in postmenopausal women). Heart and Estrogen/progestin Replacement Study (HERS) Research Group. *JAMA.* 1998; 280:605–613.

Heart Protection Study Collaborative Group. MRC/BHF Estudio de protección del corazón sobre la disminución del colesterol con simvastatin en 20,536 individuos a alto riesgo, un estudio clínico randimizado, controlado con placebos (Heart Protection Study of cholesterol lowering with simvastatin in 20,536 high-risk individuals: a randomized placebo-controlled trial). *Lancet.* 2002 Jul 6; 360(9326):7-22.

Hung, H.C., K.J. Joshipura, R. Jiang, et al. El consumo de frutas y verduras y el riesgo de de enfermedad crónica seria (Fruit and vegetable intake and risk of major chronic disease). *J Natl Cancer Inst.* 2004; 96(21):1577-1584.

Hypertension Detection and Follow-Up Program Research Group. Resultados de cinco años del programa de detección y seguimiento de la hipertensión: reducción en la mortalidad de las personas con presión alta, incluyendo la hipertensión menos severa (Five-year findings of the Hypertension Detection and Follow-up Program: reduction in mortality of persons with high blood pressure including mild hypertension.). *JAMA.* 1979; 242:2562–2571.

Isomaa, B., P. Almgren, T. Tuomi, B. Forsen, K. Lahti, M. Nissen, M.R. Taskinen, L. Groop. Morbidez y mortalidad asociada con el síndrome metabólico (Cardiovascular morbidity and mortality associated with the metabolic syndrome). *Diabetes Care.* 2001 Apr; 24(4):683-9.

The Joint National Committee on Detection Evaluation and Treatment of Hypertension. Quinto reporte del Joint National Committee on Detection Evaluation and Treatment of Hypertension (The Fifth Report of the Joint National Committee on Detection Evaluation and Treatment of Hypertension): JNC V. *Arch Intern Med.* 1993; 153:154–183.

Kannel,W. Factores de riesgo metabólicos para la enfermedad coronaria en mujeres: Perspectiva del estudio de Framingham (Perspective from the Framingham Study). *Am Heart J* 114:413-419, 1987.

Kannel,W.B., P.A.Wolf, D.L.McGee, T.R. Dawber, P.M. McNamara,W.P. Castelli. Presión arterial sistólica, rigidez arterial y riesgo de accidente cerebrovascuar (Systolic blood pressure, arterial rigidity, and risk of stroke). The Framingham Study. *JAMA* 1981; 245:1225-1229

Klein S., L.E. Burke, G.A. Bray, et al; American Heart Association Council on Nutrition, Physical Activity, and Metabolism. Implicaciones clínicas de la obesidad, con enfoque particular en la enfermedad cardiovascular: Una declaración para profesionales del Consejo sobre Nutrición, Actividad Física y Metabolismo de la Asociación Americana del Corazón. Endosado por el American College of Cardiology Foundation Clinical implications of obesity with specific focus on cardiovascular disease: A statement for professionals from the American Heart Association Council on Nutrition, Physical Activity, and Metabolism: Endorsed by the American College of Cardiology Foundation). *Circulation.* 2004; 110(18):2652-2967.

Kris-Etherton, P.M.,W.S. Harris, L.J. Appel, Nutrition Committee. El consumo de pescado, aceite de pescado, acidos omega-3 grasos y enfermedad cardiovascular (Nutrition Committee. Fish consumption, fish oil, omega-3 fatty acids, and cardiovascular disease). *Circulation.* 2002; 106(21):2747-2757.

Kris-Etherton, P.M., A.H. Lichtenstein, B.V. Howard, et al; Nutrition Committee of the American Heart Association Council on Nutrition, Physical Activity, and Metabolism. Suplementos de vitaminas antioxidantes y la enfermedad cardiovascular (Antioxidant vitamin supplements and cardiovascular disease). *Circulation.* 2004; 110(5):637-641.

Langford H., J. Stamler, S.Wassertheil-Smoller, R. Prineas. Mortalidad en el programa de detección y seguimiento de la hipertensión: Hallazgos en todo el grupo y en el caso de las personas con una hipertensión menos severas, con o sin razgos que se relacionan al riesgo de mortalidad (Allcause mortality in the Hypertension, Detection, and Followup Program: findings in the whole cohort and for persons with less severe hypertension, with and without other traits related to risk of mortality). *Prog Cardiovasc Dis.* 1986; 29(suppl 1):29–54.

Lee, I.M., K.M. Rexrode, N.R. Cook, J.E.Manson, J.E. Buring. Actividad física en mujeres con enfermedad coronaria y enfermedad cardiaca. ¿Ha dejado de ser cierto que sin dolor no hay mejoría? (Physical activity and coronary heart disease in women: is "no pain, no gain" passé?)*JAMA* Vol. 285 No. 11,March 21, 2001 Vol.

Lindstrom, J., A. Louheranta, M.Mannelin, et al, Grupo de estudio finlandés para la prevención de la diabetes.Finnish Estudio finlandés para la prevención de la diabetes (DPS, por sus siglas en inglés): Estilos de vida e intervención y resultados sobre dieta y actividad física después de 3 años. *Diabetes Care.* 2003; 26(1):3230-3236.

Lloyd-Jones, D.M., M.G. Larson, E.P. Leip, A. Beiser, R.B. D'Agostino,W.B. Kannel, J.M.Murabito, R.B. Vasan, E.J. Benjamin, D. Levy, Framingham Heart Study. Riesgo de por vida de desarrollar insuficiencia cardiaca congestiva (The Finnish Diabetes Prevention Study (DPS): Lifestyle intervention and 3-year results on diet and physical activity). The Framingham Heart Study. *Circulation.* 2002 Dec 10; 106(24):3068-72.

The Long-Term Intervention with Pravastatin in Ischaemic Disease (LIPID) Study Group. La prevención de eventos cardiovasculares y muerte con pravastatin en pacientes con enfermedad coronaria y un amplio rando de niveles de colesterol iniciales (Prevention of cardiovascular events and death with pravastatin in patients with coronary heart disease and a broad range of initial cholesterol levels). *N. Engl. J. Med.* 1998; 339(19):1349-1357.

MacMahon, S., R. Peto, J. Cutler, et al. Presión arterial, accidente cerebrovascular y enfermedad coronaria. I. Diferencias prolongadas en la presión arterial, estudios prospectivos observacionales (Blood pressure, stroke, and coronary heart disease. I. Prolonged differences in blood pressure" prospective observational studies corrected for the regression dilution bias). *Lancet* 1990; 335(8692):765-74.

Manson, J., G. Colditz, M. Stampfer, et al: Un estudio prospectivo sobre la aparición de la diabetes mellitus y el riesgo de enfermedad coronaria en mujeres de edad madura (A prospective study of maturity onset diabetes mellitus and risk of coronary heart disease and stroke in women). *Arch Intern Med* 1511:1141-1147, 1991.

National Center for Health Statistics-National Heart, Lung, and Blood Institute Tendencias de grupos de lípidos colaborativos en niveles de colesterol en suero entre adultos americanos entre 20 y 74 años. Información tomada de las encuestas nacionales de examinación sobre salud y nutrición, 1960–980 (Collaborative Lipid Group Trends in serum cholesterol levels among US adults aged 20 to 74 years). *J Am Med Assoc* 257 (1987), pp.937–942.

Ockene, J.K., L.H. Kuller, K.H. Svendsen, E.Meilahn. La relación entre el dejar de fumar y la enfermedad coronaria y el cancer de pulmón en un estudio clínico de múltiples factores de riesgo (MRFIT por sus siglas en inglés) (The relationship of smoking cessation to coronary heart disease and lung cancer in the Multiple Risk Factor Intervention Trial, MRFIT). *Am J Public Health.* 1990 August; 80(8): 954–958.

Pereira, M.A., E. O'Reilly, K. Augustsson, et al. Fibra alimenticia y el riegso de enfermedad coronaria: Análisis de estudios (Dietary fiber and risk of coronary heart disease: A pooled analysis of cohort studies). *Arch Intern Med.* 2004; 164(4):370-376.

Pinilla, J., B. Gonzalez, P. Barber, Y. Santana. El cigarillo en los jóvenes adolescentes (Smoking in young adolescents: an approach with multilevel discrete choice models). *J Epidemiol Community Health.* 2002 Mar; 56(3):227-32.

Pradhan, A.D., P.J. Skerrett, J.E.Manson. Obesidad, diabetes y riesgo coronario en las mujeres (Obesity, diabetes, and coronary disease in women). *J Cardiovasc Risk.* 2002 Dec; 9(6):323-30.

Rashid, M.N., F. Fuentes, R.C. Touchon, et al. La obesidad y el riesgo que supone para la enfermedad cardiovascular (Obesity and the risk for cardiovascular disease). *Prev Cardiol.* 2003; 6(1):42-47. 2001; 344(1):3-10.

Rosamond,W., K. Flegal, G. Friday, K. Furie, A. Go, K. Greenlund, N. Haase, M. Ho, V. Howard, B. Kissela, S. Kittner, D. Lloyd-Jones, M.McDermott, J.Meigs, C.Moy, G. Nichol, C.J. O'Donnell, V. Roger, J. Rumsfeld, P. Sorlie, J. Steinberger, T. Thom, S.Wasserthiel-Smoller, Y. Hong, American Heart Association Statistics Committee and Stroke Statistics Subcommittee. Estadísticas sobre enfermedad cardiaca y accidentes cerebrovasculares —actualización del 2007: un informe del Comité de Estadísticas de la Asociación Americana del Corazón y del Subcomité de Estadísticas de Accidentes Cerebrovasculares (Heart disease and stroke statistics –2007 update: a report from the American Heart Association Statistics Committee and Stroke Statistics Subcommittee).

Circulation. 2007 Feb 6; 115(5):e69-171. *Epub* 2006 Dec 28.

Rosenberg, L., D.W. Kaufman, S.P. Helmrich, D.R.Miller, P.D. Stolley, S. Shapiro. Infarto del miocardio y consumo de cigarillo en mujeres menores de 50 años Myocardial infarctionand cigarette smoking in women younger than 50 years of age). *JAMA.*1985 May 24-31; 253(20):2965-9.

Rossouw, J.E., G.L. Anderson, R.L. Prentice, A.Z. LaCroix, C. Kooperberg, M.L. Stefanick, R.D. Jackson, S.A. Beresford, B.V. Howard, K.C. Johnson, J.M. Kotchen, J. Ockene, Grupo de escritura para los investigadores del Women's Health Initiative. Riesgos y beneficios del estógeno y progestina en las mujeres posmenopáusicas: resultados principales del estudio clinico randomizado controlado de la Women's Health Initiative (Risks and benefits of estrogen plus progestin in healthy postmenopausal women: principal results from the Women's Health Initiative randomized controlled trial. *JAMA.* 2002 Jul 17; 288(3):321-33.

Ridker, P.M., N.R. Cook, I.M. Lee, D. Gordon, J.M. Gaziano, J.E. Manson, C.H. Hennekens, J.E. Buring. Estudio cl[inico randomizado de la utilización de aspirina de dosis reducida en la prevención primaria de la enfermedad cardiovascular en las mujeres (A randomized trial of low dose aspirin in the primary prevention of cardiovascular disease in women). *N Engl J Med.* 2005 Mar 31; 352(13):1293-304.

Sacks, F.M., A. Lichtenstein, L. Van Horn, et al; American Heart Association Nutrition Committee. Proteina de soja, isoflavones y salud cardiovascular: Una advertencia científica de la Asociación Americana del Corazón para profesionales del Comité de Nutrición (Soy protein, isoflavones and cardiovascular health: An American Heart Association science advisory for professionals from the Nutrition Committee). *Circulation.* 2006; 113(7):1034-1044.

Sacks, F.M., M.A. Pfeffer, L.A.Moye, et al. El efecto de pravastatin en los eventos coronarios después de un infarto del miocardio en pacientes que tienen niveles promedios de colesterol (The effect of pravastatin on coronary events after myocardial infarction in patients with average cholesterol levels). Cholesterol and Recurrent Events Trial Investigators. *N Engl J Med.* 1996; 335(14):1001-9.

Sacks, F. M., L. P. Svetkey, W. M. Vollmer, et al. DASH-Sodium Collaborative Research Group. Efectos que tienen la reducción del consumo de sodio y el seguimiento de la dieta DASH en la presión arterial (Effects on blood pressure of reduced dietary sodium and the Dietary Approaches to Stop Hypertension, DASH). *N Engl J Med.*

The Scandinavian Simvastatin Survival trial (4S). Scandinavian Simvastatin Survival Study Group. Estudio clínico randomizado de reducción del colesterol en 4.444 pacientes con enfermedad coronaria (Randomized trial of cholesterol lowering in 4444 patients with coronary heart disease). *Lancet.* 1994; 344:1383-1389.

SHEP Cooperative Research Group. Prevención de accidentes cerebrovasculares con tratamiento de drogas anti-hipertensivas en personas mayores con hipertensión sistólica aislada: resultados finales del Systolic Hypertension in the Elderly Program (Prevention of stroke by antihypertensive drug treatment in older persons with isolated systolic hypertension: final results of the Systolic Hypertension in the Elderly Program, SHEP). *JAMA.* 1991; 265:3255–3264.

Steering Committee of the Physicians' Health Study Research Group. Informe final acerca del componente de la aspirina en el Physicians' Health Study (Final report on the aspirin component of the ongoing Physician's Health Study). *N Engl J Med.* 1989 Jul 20; 321(3):129-35.

The U.S. Surgeon General. Las mujeres y el cigarillo: Un informe del Surgeon General (Women and smoking: A Report of the Surgeon General). *Mayo Clin Womens Healthsource.* 2001 Jul; 5(7):3.

van Beek, A.P., F.C. Ruijter-Heijstek, D.W. Erkelens, T.W. de Bruin. La menopausia se asocia con una menor protección contra la lipemia posprandial (Menopause is associated with reduced protection from postprandial lipemia). *Arterioscler Thromb Vasc Biol* 19 (1999), pp. 2737–2741.

van Dam, R.M., E.B. Rimm,W.C.Willett, et al. Patrones alimenticios y riesgo de diabetes mellitus tipo 2 en hombres estadounidenses (Dietary patterns and risk for type 2 diabetes mellitus in U.S. men). *Ann Intern Med.* 2002; 136(3):201-209.

Wassertheil-Smoller, S., G. Anderson, B.M. Psaty, H.R. Black, J. Manson, N.Wong, J. Francis, R. Grimm, T. Kotchen, R. Langer, N. Lasser. Hipertensión y su tratamiento en mujeres postmenopáusicas, información basada en la Women´s Health Initiative. (Hypertension and its treatment in postmenopausal women: baseline data from the Women's Health Initiative). *Hypertension.* 2000 Nov; 36(5):780-9.

Índice

Acerca de los autores

Hilton M. Hudson II M.D., F.A.C.SN. Es el jefe de cirugía cardiotorácica, y cirujano del corazón en el hospital Franciscan Physicians, presidente y CEO de la Hilton Publishing Company, y presidente de la Junta de Educación sobre Asuntos de la Salud. Se graduó con honores en el Wabash College, y recibió su entrenamiento médico en la Escuela de Medicina de la Universidad de Indiana. Realizó prácticas de cirugía general en el Boston City Hospital y el Boston University Hospital, y terminó su entrenamiento cardiotorácico en la Ohio State University. El Dr. Hudson cuenta con un certificado en cirugía cardiaca y torácica. Pertenece a la Junta Americana de Cirugía Torácica, es socio del Colegio Americano de Cirujanos, miembro de la Asociación de Cirujanos Cardiovasculares Afroamericanos, y socio del Colegio de Médicos del Pecho. Pertenece a la Asociación Médica Americana, a la Asociación Médica Nacional, a la Sociedad de Cirugía de Boston, a la Asociación de Cardiólogos Negros, a la Sociedad Hinton-Wright de la Escuela Médica de Harvard, y a la Sociedad Quirúrgica Zollinger. Vive en Chicago, Illinois.

Karol. E. Watson M.D., Ph.D., F.A.C.C. es Profesora Asociada de Medicina y Cardiología de la Escuela de Medicina David Geffen de UCLA. También es Directora del Centro Cardiovascular Femenino de UCLA, y Codirectora del programa de Cardiología preventiva de la misma universidad. La doctora Watson se graduó en la Universidad de Stanford y en la Escuela Médica de Harvard, en donde se graduó con honores. Terminó su residencia en Medicina Interna y su membresía de número en Cardiología de UCLA, donde también obtuvo su Ph. D. en Fisiología. La doctora Watson es ua miembro fundadora de la National Lipid Association, y miembro y antigua oficial y de la Asociación de Cardiólogos Negros, y miembro de la Asociación Americana del Corazón y del Colegio de Cardiólogos Americanos. Ha recibido numerosos premios y honores, y fue nombrada una de las "mejores médicas de América" por la revista *Black Enterprise*, y una de las "Súper Doctoras" por la revista *Tu Ciudad*. La doctora Watson vive en Los Ángeles, California.

Richard Allen Williams, M.D. es profesor de Medicina Clínica en la Escuela de Medicina David Geffen de la Universidad de California en Los Ángeles (UCLA). Es fundador de la Asociación de Cardiólogos Negros, y Presidente y Director Ejecutivo del Instituto de Salud para las Minorías. Durante varios años fue director de la sección de Cardiología del Hospital VA de West Los Angeles. Se graduó con honores de la Universidad de Harvard, recibió su título del Centro Médico de la Universidad Estatal de Nueva York Downstate, hizo su internado en el Centro Médico de San Francisco de la Universidad de California, su residencia en Medicina Interna en el Centro Médico Los Angeles County-USC, y su membresía en Cardiología en la Escuela Médica de Harvard y en Brigham y en el Women's Hospital de Boston, del cual fue miembro de facultad. El doctor Williams fue presidente de la Sociedad Médica Charles R. Drew de Los Ángeles, y miembro de la junta de directores de la Universidad Charles R. Drew de Medicina y Ciencias. Es miembro de la Asociación Americana del Corazón, y recibió el Louis Russell Award por la AHA, y del Premio a los Logros de Toda una Vida otorgado por la Escuela Médica de Harvard. El doctor Williams es una autoridad reconocida internacionalmente en la hipertensión, en la disparidad del cuidado médico y en la muerte cardiaca súbita. Recientemente publicó el libro *Eliminando las disparidades en el cuidado de la salud en América,* y escribió el clásico *Manual enfermedades asociadas con negros.* El doctor Williams vive en Encino, California.

Herbert Stern, Ph.D. es profesor emérito de Inglés en el Wabash College y fue editor en jefe de Hilton Publishing, de la cual fue cofundador y a la que actualmente presta sus servicios de editor de consultoría. Los ensayos y poemas del doctor Stern han aparecido en muchos libros y periódicos nacionales. Vive en Sommerville, Massachusetts, donde enseña en un programa para personas en libertad condicional, llamado Cambiando Vidas a través de la Literatura, y es editor de Off the Grid Press al lado de su esposa Tam lin Neville.